KB166789

대사증후군을 극복하는 음식과 운동편
3주안에 뱃살을 빼 볼까요?

꿈이있는집플러스

3주 안에 뱃살을 쏙 빼볼까요?

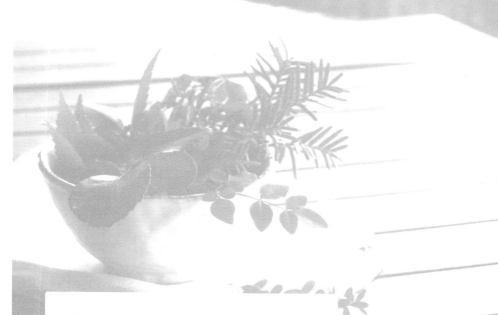

3주 안에 뱃살을 뺄 수 있다
3주 안에 뱃살을 쏙 빼 볼까요?

초판 1쇄 인쇄 – 2024년 06월 21일
편 저 – 동의보감 약초사랑
편집 제작 – 행복을만드는세상
발행처 – 꿈이있는집플러스
발행인 – 이영달
출판등록 – 제2018-14호
서울시 도봉구 해등로 12길 44 (205-1214)
마케팅부 – 경기도 파주시 탄현면 금산리 345-10(고려물류)
전화 – 02) 902-2073
Fax – 02) 902-2074
E-mail : bookdream@naver.com

ISBN 979-11-93706-03-9 (03510)

뱃살아
잘가라

3주안에 뱃살을 쏙 빼볼까요?

꿈이있는 집플러스

프롤로그

뱃살이란, 복부(가슴과 다리사이에 있는 부위)부위에 지방이 과도하게 쌓이면서 복부가 불룩 튀어나온 것을 말한다. 비만은 무절제한 식생활이나 과식, 많은 스트레스, 운동부족 등으로 기초대사의 양이 떨어지면서 몸이 뚱뚱해지는 것으로 중년 남성들에게 많이 나타나지만 요즘은 젊은 사람들과 여성들에게도 많이 나타난다. 속어로는 똥배 또는 올챙이배라고 불리기도 한다. 유난히 복부에 지방이 많이 쌓일 때는 다른 신체부위 비만보다 건강에 더 위험하다.

사람은 나이를 먹을수록 깊은 주름과 함께 내장에 지방이 쌓이게 되면서 복부가 불룩하게 튀어나온다. 물론 사람에 따라 복부가 적게 나오거나 많이 나오는 차이는 있다. 어쨌든 이런 현상은 자연스런 것으로 과거엔 배가 많이 나와도 대수롭지 않게 여겼다. 하지만 지금은 의학적으로 심각한 복부비만으로 다뤄지고 있으며, 이에 따라 사람들은 항상 날씬한 몸매를 유지하려고 노력하고 있다. 특히 뱃살은 상복부와 하복부 중간에 나타나기 때문에 비만이 심해질수록 건강을 해칠 가능성이 높다. 심지어 일상생활에서도 몸의 움직임이 둔해지면서 불편해질 수밖에 없다.

따라서 허리둘레가 남자가 90㎝(35.4인치), 여자 85㎝(33.5인치) 이상일 때 복부비만으로 판정된다. 복부지방은 부위에 따라 피하지방과 내장지방으로 구분되는데, 내장에 지방이 많이 쌓일 경우 고혈압, 당뇨, 고지혈증, 심뇌혈관 질환 등의 합병증이 유발될 수 있기 때문에 건강상 매우 위험해질 수가 있다. 다양한 뱃살 유형이 있다는 사실은 누구나 알고 있다. 이런 뱃살 유형에 따라 살을 뺄 때는 유형에 맞는 방법으로 접근해야 한다.

내장지방은 3주 안에 뺄 수 있다. 내장지방은 우리 몸의 영양이 부족하면 에너지로 처음 소비되기 때문에 피하지방에 비해 줄이기 쉬운 지방이다. 내장지방을 줄이기 위해서는 우선 탄수화물에 포함된 당질이나 튀김이나 육류에 풍부한 지질을 자제하고 내장지방을 빼는 운동과 음식을 섭취하면 3주 정도면 배 주위가 상쾌해질 것이다. 아울러 뱃살에 관하여 예방과 치료에 많은 도움이 되었으면 하는 바램이다.

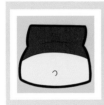
Chapter 03
뱃살 빼는 방법은?

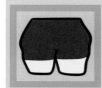
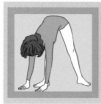

Chapter 04
3주 안에 뱃살을 쏙 빼 볼까요?

Chapter 05

3주 안에 뱃살을 쏙 빼 볼까요?
무엇을 어떻게 먹을까?

내장지방을 가장 빠르게 빼는 음식을 알아보자!

먹고 싶은 만큼 먹으면서 뱃살을 빼주는 30kcal 내외의 레시피

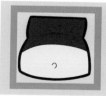

Chapter 06

3주 안에 뱃살을 쏙 빼 볼까요?

3주 안에 뱃살을 줄이는 다른 방법

부록

벽이나 냉장고에 붙혀놓고 보는
부위별 지방 박살운동과 효과직방 뱃살운동

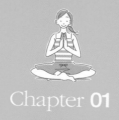

Chapter 01

체지방을 알아보자

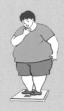

체지방이란?

원래 **체지방은 피하지방과 내장지방의 총칭**이다. 피부 밑에 붙는 지방을 피하지방, 내장 주위에 붙는 지방을 내장지방이라고 부른다. 체지방이 체중에 대해 어느 정도의 비율로 축적되어 있는지를 퍼센티지로 나타낸 지표가 체지방률이다. 현재 체지방을 수치화함으로써 신체 비만도를 객관적으로 판단할 수 있다.

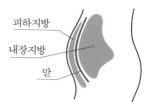

피하지방
내장지방
맏

체지방률 아는 방법은?

가정용 체지방계나 체조성계를 이용하면 쉽게 체지방률을 측정할 수 있다. 가정용 체중계의 대부분은 체내에 미약한 전류를 흘려보내는 것으로 체지방율을 계측하는 생체 임피던스법이 채용되고 있다. 그 외에는 캘리퍼법 등을 이용하여 체지방률을 산출할 수 있지만 내장지방을 측정할 수 없거나 집에서는 실시할 수 없기 때문에 그다지 현실적이지 않다.

체지방률 평균치와 이상치는 어느 정도?

체지방률은 건강한 관점에서 '낮다' '표준' '다소 높다' '높다' 로 분류할 수 있다. 체지방률의 표준이 여성의 체지방률의 평균값이라고 할 수 있겠다. 또한 체지방의 비율에 따라 외형의 인상도 달라진다. 아래는 여성의 체지방률 측정치별 판정과 외형 인상을 정리한 것이다.

체지방률 판정

낮음(1~19.9%)
팔 등에 혈관이 드러난다.
뻣뻣한 인상을 준다.
허벅지나 엉덩이 등에는 약간 둥글둥글한 느낌이 남는다.

표준(20.0~29.9%)
몸의 라인이 잡혀 보인다.
여성스러운 둥그스름해진다.

약간 높음(30.0~34.9%)

허벅지와 엉덩이 등에 살집이 느껴진다.
포근한 인상을 준다.

높음(35.0%~)
허리둘레에 지방이 눈에 띈다.
허벅지나 엉덩이에 팽창감이 있다.
묵직한 인상을 준다.

위의 판정률에 따르면 **체지방률 20.0~29.9%가 여성의 평균치**이다. 또한 체지방의 이상적인 수치는 연령대별로 다소 다르다. **일반적으로 마른 체형으로 보기 쉬운 수치는 20~30대에서는 체지방률 20% 이하, 40~50대에서는 21% 이하이다.** 그러나 너무 체지방률이 낮으면 여성스러운 신체 라인이 손실되어 버리기도 한다. 미용 목적으로 체지방률을 떨어뜨리는 경우 표준보다 조금 낮은 수치를 기준으로 체지방률 20~22%를 목표로 하는 것이 좋다. **체지방률이 너무 높으면 생활습관병으로 이어질 수 있고 건강에도 좋지 않다.** 하지만 여성의 경우는 체지방률이 너무 낮아도 건강에 악영향을 미친다. 체지방률이 너무 낮아서 여성의 건강에 미치는 악영향은 어떤 것이 있을까?

에너지가 부족하여 쉽게 피로해진다.
월경 불순이나 생리 정지가 발생한다.
자율 신경이 흐트러진다.
면역력이 저하된다.
골다공증의 위험이 상승한다.

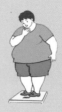

체지방률은 너무 낮으면
몸에 악영향을 준다?

체지방에는 에너지를 축적하거나 여성 호르몬 분비를 돕는 기능이 있다. 따라서 체지방률이 너무 낮아지는 것은 오히려 위험하다. 미용이나 건강을 목적으로 하는 경우에는 체지방률을 너무 줄이지 말고 20% 내외로 유지하는 것이 좋다.

체지방률 외에 골격근율도 체크를 해야 한다?

건강관리나 다이어트에 있어서는 체지방률뿐만 아니라 골격근율도 중요한 지표가 된다. 골격근율이란 일반적으로 근육으로 인식되는 골격근이 체중에서 차지하는 비율을 말한다. 다음은 여성의 골격근율과 판정을 정리한 표이다.

골격근율	골격근율 판정
5.0~25.8%	낮음
25.9~27.9%	표준
28.0~29.0%	약간 높다
29.1~60.0%	높음

골격근은 장기를 움직이고 있는 다른 근육과는 달리 훈련 등으로 의식적으로 늘릴 수 있다. **골격근을 늘리면 기초대사량을 올릴 수 있기 때문에 살이 잘 찌지 않는 신체를 만드는 것이 가능하다.**

BMI와 체지방률의 관계는?

자신의 체형이 비만인지 아닌지를 측정하는 지표로 BMI가 있다. BMI는 비만도를 판정하는 지표로 국제적으로 이용되고 있는 체격 지수이다. BMI로 비만도를 판정하기 위해서는 먼저 아래의 계산식에 자신의 체중과 신장을 적용하여 BMI를 산출한다.

BMI = 체중 (kg) ÷ [키(m)의 제곱]

예를 들어 신장 160cm, 체중 55kg인 분이라면 BMI는 약 21.5이다.

다음으로 산출된 BMI 수치를 바탕으로 비만도를 판정한다.

BMI 수치 비만도 판정
~18.5 저체중(마름)
18.5~24.9 보통체중
25~29.9 비만(1도)
30~34.9 비만(2도)
35~39.9 비만(3도)
40~비만(4도)

단 BMI는 어디까지나 키와 체중에서 비만도를 간이적으로 판정하는 것으로 BMI만으로 자신이 지방 과다인지 여부까지는 판별할 수 없다. BMI와 함께 체지방률도 조사함으로써 자신의 체형에 대해 더 자세히 알 수 있다.

■ 더 알고 싶다! 뱃살 ■

허리둘레와 엉덩이 둘레 재는 법은 양 발을 25~30cm 정도 벌린 상태에서 양 발에 체중을 균등히 분배 시킨 다음 줄자를 이용하여 허리둘레와 엉덩이 둘레를 줄자가 피부에 압력을 주지 않을 정도로 약간 느슨하게 하여 잰다. 허리둘레를 재는 위치는 갈비뼈 가장 아래 위치와 골반의 가장 높은 위치의 중간 부분입니다. 엉덩이 둘레는 둘레가 가장 크게 나오는 부분을 측정한다.

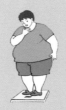

허리둘레와 엉덩이 둘레
비율로 판단하는
복부 비만은?

허리 둘레(WC) 대신 허리둘레와 엉덩이 둘레 비율(WHR)로 복부 비만 여부를 판단하는 경향이 점점 늘고 있다. 계산도 복잡하지 않아서 허리 둘레를 엉덩이 둘레로 나누어 주면 된다. 이렇게 나눈 비율을 WHR(Waist to Hip Ratio) 이라고 하는데 **WHO(세계보건기구)의 복부 비만 판별 기준은 WHR 이 성인 남성은 0.9를 초과 하는 경우, 성인 여성은 0.85를 초과하는 경우이다.** WHR은 비교적 최근의 복부 비만 계산 기준으로 WHR이 건강 관련 위험 예측에 더 유용하다는 연구 결과가 점점 많아지는 추세이다.

허리둘레(cm)÷엉덩이 둘레(cm)
예)허리둘레 75cm에 엉덩이둘레가 87cm이라면
Waist/hip ratio는 75÷87=0.86 즉 복부 비만도는 0.86이다

이때 얻은 수치가 여성이 0.8 이상일 경우와 남성이 1.0 이상일 때는 건

강의 위험도가 가장 높은 복부 비만으로 볼 수 있다. 비만측정의 방법은 매우 다양하다. 정확한 체지방을 측정하기 위해 기계 장비까지 출시되어 있지만, **현재 전 세계적으로 가장 많이 사용되고 있는 방법은 신체질량지수(BMI), 허리둘레, 표준체중법이다.**

대한 비만학회는 허리 둘레(Waist Circumference) 만으로 복부 비만 여부를 판별할 것을 추천한다. 대한 비만학회에 따르면, **성인 남성은 허리둘레가 90cm(35.43인치), 성인 여성은 85cm(약 33.46인치) 이상인 경우 복부 비만**으로 판단한다.

효과 직방! 조금만 해도 **확 달라지는** 부위별 운동

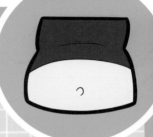

출렁 옆구리뱃살 **박살운동**

천장을 바라보고 누워 양손은 머리뒤로 깍지를 끼고
양발을 45도 정도로 들어준다.

터치하기가 힘들다면
가능한 범위까지 해준다.

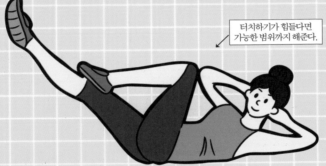

· 손은 머리 뒤에 위치하고 복부에 힘을 가하며 호흡을 쉬면서
  상체를 들어 팔꿈치로 반대쪽 구부린 다리의 무릎을 터치한다.
· 반대로 바꾸어 하는 것이 1회이다.

15개 또는 20개로 총 3세트 진행해 준다.

효과 직방! 조금만 해도 **확 달라지는** 부위별 운동

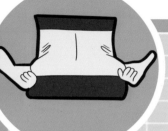

러브 핸들 **박살운동**
양쪽허리에 튀어나온 살(잡히는 옆구리 뱃살)

옆으로 누워 어깨 아래에 팔꿈치를 어깨 아래에 두고 몸을 곧게 유지한다.
* 반대쪽 손은 허리에 놓거나 위로 뻗는다.
* 호흡을 내쉬며 엉덩이를 들어 올린다.

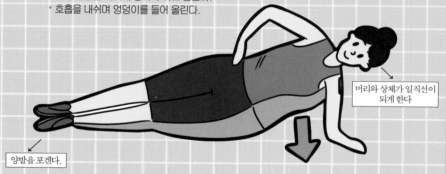

머리와 상체가 일직선이
되게 한다

양발을 포갠다.

* 머리부터 발끝가지 일직선을 유지하며 반대쪽도 같은 방법으로 반복한다.
* 허리 통증을 조심해야 한다.

10초에서 20초가 1회로 10회 총 3세트 진행해 준다.

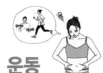

효과 직방! 조금만 해도 **확 달라지는** 부위별 운동

접히는 옆구리살 박살운동

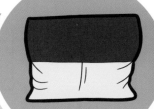

옆으로 누워 한쪽다리와 골반은 바닥에 밀착 시키고 반대편 다리는 바로 위에 자리 잡는다.
• 팔꿈치는 바닥에 놓고 어깨와 수직을 만들어 머리를 받쳐주어 자세를 만들어 준다.

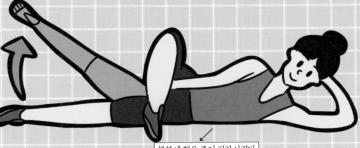

벌을 뻗을 때 자세를 고정시켜야 한다

복부에 힘을 주어 긴장시킨다

• 상체는 바닥에 하체는 그대로 놓고 위쪽 다리를 앞으로 구부려 손으로 잡는다. 손을 놓으며 잡은 다리를 놓고 45도 방향으로 쭉 뻗는다.

10회 반복하며 반대로 10회 3세트를 한다.

39

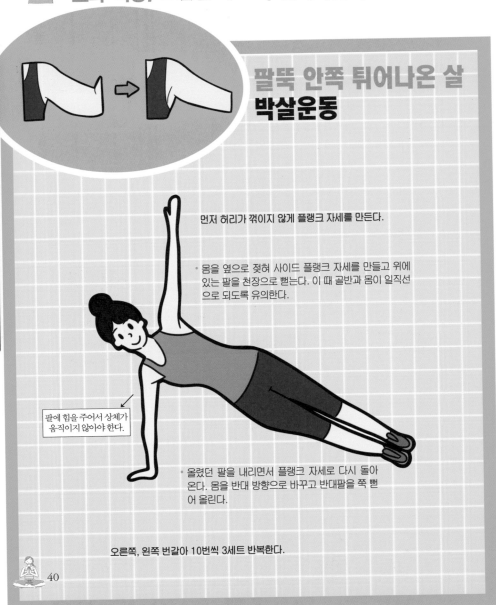

팔뚝 안쪽 튀어나온 살
박살운동

먼저 허리가 꺾이지 않게 플랭크 자세를 만든다.

• 몸을 옆으로 젖혀 사이드 플랭크 자세를 만들고 위에 있는 팔을 천장으로 뻗는다. 이 때 골반과 몸이 일직선으로 되도록 유의한다.

팔에 힘을 주어서 상체가
움직이지 않아야 한다.

• 올렸던 팔을 내리면서 플랭크 자세로 다시 돌아온다. 몸을 반대 방향으로 바꾸고 반대팔을 쭉 뻗어 올린다.

오른쪽, 왼쪽 번갈아 10번씩 3세트 반복한다.

효과 직방! 조금만 해도 **확 달라지는** 부위별 운동

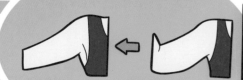

팔뚝 안쪽 튀어나온 살
박살운동

덤벨 1kg~3kg 자리나 물이 들어간 물병 500ml를 준비 한다.

양손에 덤벨을 들고 서서 양쪽 발을 어깨 너비로 벌린다.
• 상체를 약간 숙인 자세에서 시작한다.

상체를 유지하고 팔을
쭉 펴줘야 하다

상체가 고장되게 하고
팔로만 해야 한다

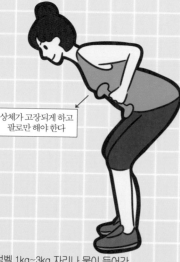

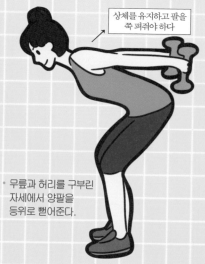

• 무릎과 허리를 구부린
자세에서 양팔을
등위로 뻗어준다.

• 덤벨 1kg~3kg 자리나 물이 들어간
물병 500ml를 들고 다리를 어깨 너비로
벌린 다음 무릎과 허리를 굽힌다.
이때 팔은 90도 각도를 유지한다.

10회 3세트를 한다.

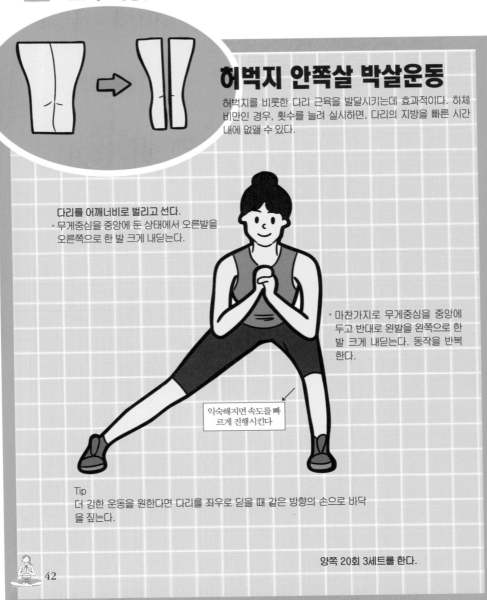

허벅지 안쪽살 박살운동

허벅지를 비롯한 다리 근육을 발달시키는데 효과적이다. 하체 비만인 경우, 횟수를 늘려 실시하면, 다리의 지방을 빠른 시간 내에 없앨 수 있다.

다리를 어깨너비로 벌리고 선다.
• 무게중심을 중앙에 둔 상태에서 오른발을 오른쪽으로 한 발 크게 내딛는다.

• 마찬가지로 무게중심을 중앙에 두고 반대로 왼발을 왼쪽으로 한 발 크게 내딛는다. 동작을 반복 한다.

익숙해지면 속도를 빠 르게 진행시킨다

Tip
더 강한 운동을 원한다면 다리를 좌우로 딛을 때 같은 방향의 손으로 바닥 을 짚는다.

양쪽 20회 3세트를 한다.

효과 직방! 조금만 해도 **확 달라지는 부위별 운동**

허벅지 안쪽살 박살운동

다리, 엉덩이, 허벅지 안쪽을 다양하게 자극하는 스쿼트
이다. 이 동작은 특히 여성들에게 추천하는 운동으로 허
벅지 안쪽과 엉덩이 옆 라인을 탄력적으로 다듬는 데 효
과적이다.

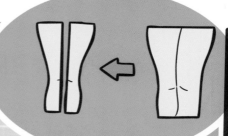

조금만 해도 확 달라지는 허벅지 안쪽살 박살

다리를 어깨너비보다 넓게 벌리고 서서 양손은 무릎
에 위치시킨다.
이때 양발은 각각 45도 정도 밖을 향하게 열어준다.

- 호흡을 들이마시면서 천천히
  무릎을 굽힌다. 이때 무릎이 엄
  지발가락을 향하도록 한다.
- 호흡을 내쉬면서 무릎을 편다.
  이때 안쪽 허벅지와 엉덩이에
  긴장감을 느끼며 올라온다. 동
  작을 반복한다.

허리가 앞으로 숙여지
거나 뒤로 젖혀지지 않
도록 한다

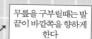

무릎을 구부릴때는 발
끝이 바깥쪽을 향하게
한다

Tip
무릎을 구부려 아래로 내려갈 때 다리 안쪽 근육이 늘어나는 것을 충분히 느끼고, 올라올 때는 엉덩이 옆쪽이
자극되는 것을 느끼면서 천천히 실시하면 효과를 더 크게 볼 수 있다.

10초씩 15회 3세트를 한다.

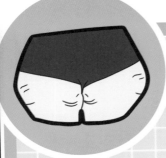

옆으로 퍼진 엉덩이살 박살운동

엉덩이 운동의 기본이다!

천장을 보고 반드시 눕는다.
• 양팔은 바닥에 두고 중심을 잡아 주도록 한다.

• 한쪽발은 원래 상태에 두고 한쪽발은 위로 올린다.
• 양발을 바꿔서 한다.

고정된 다리에 고정이
되야 효과가 있다

양쪽 다리가 1회로 30회 3세트를 한다.

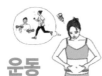

효과 직방! 조금만 해도 **확 달라지는** 부위별 운동

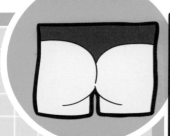

푹꺼진 엉덩이살 **박살운동**

엉덩이를 힙업하고 탄력 있게 만드는 데 탁월한 동작이다.

무릎과 손을 바닥에 대고 엎드린 자세를 취한다.

상체를 고정시킨다

* 한쪽 다리를 옆으로 차듯 들어 올린다.
* 다시 원상태로 돌아와 반재쪽 다리를 옆으로 차듯 들어 올린다.

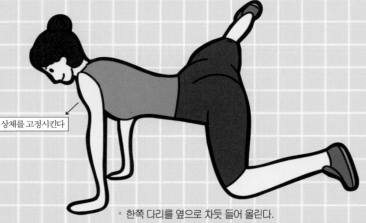

양쪽 다리가 1회로 20회 3세트를 한다.

효과 직방! 조금만 해도 **확 달라지는** 부위별 운동

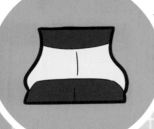

옆구리 등 튀어나온 살 **박살운동**

조금만 해도 확 달라지는 **옆구리 등 튀어나온 살 박살**

무릎을 구부리고 양손으로 가볍게
머리를 감싸준다.

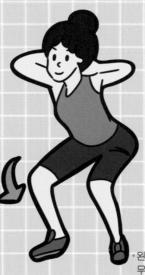

• 왼쪽 상체를 옆으로 내리면서 왼쪽
무릎은 팔이 닿을 정도로 올린다.
• 반대쪽도 같은 방법으로 반복 실시한다.

양쪽 다리가 1회로 20회 3세트를 한다.

46

등 튀어나온 살 **박살운동**

허리와 엉덩이를 중심으로 전신 후면의 근육을 자극하여
탄력적인 뒷모습을 만들어 주는 동작이다.

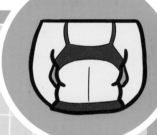

엎드린 자세에서 시선은 바닥을 보고 두 손과 두 발을 쭉 뻗는다.
• 호흡을 내뱉으며 오른팔과 양다리를 위로 최대한 들어 올린다.

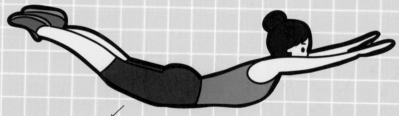

동작시에 몸의 반동을
이용하지 않도록 한다

• 이때 허리와 엉덩이의 자극을 느끼며 실시한다.
• 호흡을 들이마시면서 올린 팔과 다리를 내린다.

Tip
운동 전에 가볍게 허리 스트레칭 후 실시한다.
허리와 엉덩이의 자극을 느끼며 실시한다.

10초 3세트를 한다.

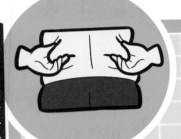

접히는 등살 **박살운동**

바닥에 옆으로 누운 상태로 팔꿈치를 굽혀서 머리를 받쳐주고
다른 팔은 바닥을 대고 중심을 잡아준다.

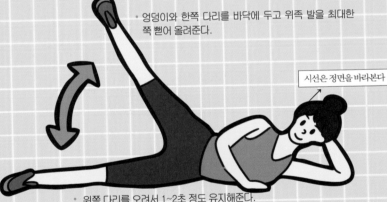

• 엉덩이와 한쪽 다리를 바닥에 두고 위족 발을 최대한
   쪽 뻗어 올려준다.

시선은 정면을 바라본다

• 위쪽 다리를 오려서 1~2초 정도 유지해준다.
   그리고 천천히 준비자세로 내려온다.

• 반대쪽도 동일하게 해준다.

20~30회씩 2세트 반복해 준다.

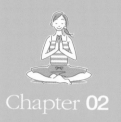

Chapter 02

뱃살 원인을 알아야
뺄 수가 있다.

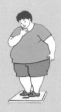

복부비만이 되는
원인은 무엇일까?

지방의 양이나 붙는 방법은 남녀의 따라 다르다. 남성보다 여성 쪽이 지방의 비율이 높기 때문에 여성은 통통하게 배가 되기 쉬운 것으로 알려져 있다. 우선 여성이 통통하게 배가 되는 주요 원인에 대해 알아보면 셀룰라이트가 되어 있을 기능성이 있다.

셀룰라이트란 불필요한 수분이나 노폐물이 쌓여 차단처럼 된 지방세포를 말한다. 배를 손가락으로 집었을 때 피부 표면이 울퉁불퉁하다면 배 주위에 셀룰라이트가 있는 것이다. 셀룰라이트는 배 주위나 팔뚝 등에 발생하기 쉬운 것으로 알려져 있다.

방치하면 떨어뜨리기 어려워지므로 셀룰라이트로 인한 비만을 해소하고 싶다면 빨리 대처하는 것이 중요하다.

복부비만의 원인은 근력이 떨어져서?

배 주위의 근력이 저하되는 것도 배가 나오는 원인 중 하나다. 배 주위 근육에는 지방이 앞으로 나오지 않도록 억제하는 기능도 있다. 근육량이 줄거나 근력이 저하되면 지방이 앞으로 나오지 않도록 억제하는 힘도 약해지기 때문에 배가 나오기 쉬워진다. 또 배 주위 근력 저하로 변비 등의 위험이 높아지고 내장 트러블이 생기기 쉬워지는 점에도 주의가 필요하다. 변비로 인해서 배가 당기거나 내장 기능 저하로 인해서 혈액순환이 잘 안 되는 것도 배 둘레가 커지는 요인으로 꼽을 수 있다.

배 둘레뿐만 아니라 전신의 근력이 떨어지지 않았는지 확인하는 것도 중요하다. 근력이 저하되면 기초대사량도 저하된다. 기초대사가 떨어지면 살이 잘 빠지지 않기 때문에 근력을 떨어뜨리지 않도록 평소에 운동하는 것이 좋다.

복부비만의 원인은 과식이 원인?

운동량이 많은 분들도 식욕에 맡겨 섭취 열량이 소비 칼로리보다 높은 식생활을 하다 보면 배 주위에 지방이 붙기 쉬운 체질이 되어 버린다. 회식 등으로 일시적으로 섭취 칼로리가 소비 칼로리를 초과하는 정도라면 바로 배에 영향을 주지는 않는다. 그러나 **섭취 칼로리가 소비 칼로리를 넘는 식**

생활을 계속하다 보면 여분의 칼로리가 지방이 되어 축적되어 배 주위에 지방이 붙기 쉬워진다.

섭취 열량을 줄이기 위해서 라고는 하지만 단식 등 극단적인 식사 제한과 칼로리 제한은 금물이다. 적절한 섭취량, 섭취 칼로리를 유의하여 영양 밸런스를 생각한 식사를 하도록 한다.

복부비만의 원인은 자세가 안 좋아서?

새우등 자세가 나쁜 것도 배가 따끈따끈해지는 원인 중 하나이다. 자세가 나쁘면 배 주위에 있는 근육의 힘이 약해진다. **배 주위의 근력이 저하되면 내장을 올바른 위치에 유지하지 못하고 내장의 위치가 아래로 어긋나기 때문에 하복부가 따끔따끔해진다.**

컴퓨터나 책상 중심의 일을 하고 있는 사람들이나 자세가 나쁜 사람들은 평소에 의식해서 바른 자세를 취하도록 한다.

기초대사량을 초과하는 칼로리 섭취 때문?

기초대사량은 성별, 나이, 몸무게, 개인의 신체적 요인인 신진 대사율이나 근육량 등으로 차이가 있다. **일반적으로 남성은 체중 1kg당 1시간에 1kcal,**

여성은 체중 1㎏당 1시간 0.9㎉가 소모된다. 따라서 칼로리가 높은 음주, 튀김, 과자 등의 섭취와 과식, 폭식 등의 식습관과 야식, 흡연 등을 비롯해 자리에 장시간 앉아서 일하기 때문에 복부에 지방이 쌓이게 되는 것이다.

과도한 영양 섭취도 원인?

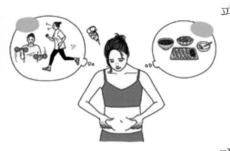

일반적 식습관인 삼시세끼 외에 간식으로 당이 높은 식품들을 먹으면 과도한 칼로리가 되어 버린다. 즉 칼로리가 높은 피자나 치킨 등을 먹어 영양이 과잉으로 섭취되면서 비만이 초래된다. 따라서 이런 **비만을 피하기 위해서는 한 끼의 식사라도 여러 번 나누어 소식하면 좋다.** 식사 중간 사이에 간식을 섭취한다는 것은 살이 찌기를 바라는 것과 같다. 그래서 가능한 한 간식을 삼가는 것이 건강에 유익하다.

운동부족이 원인?

 과거와 달리 지금은 건강을 최우선으로 생각하면서 운동을 열심히 하는 사람들도 많이 늘어났지만, 일부 사람들은 습관적으로 식사 직후 바로 자리에 앉거나 눕는 경우가 많다. 이런 습관으로 인해 수면부족이나 늦게 취침하는 경우들이 초래된다. 그 결과 내장에 지방이 쌓이는 것은 당연하다. 그래서 꾸준하고 가벼운 유산소 운동으로 비만을 예방해야 한다. 따라서 규칙적인 유산소 운동은 신진대사를 유지하면서 지방을 소모시키기 위한 최고의 방법이다. **복부비만은 겉으론 괜찮아 보이겠지만 건강에는 최악이다.** 이에 따라 유산소 운동으로 지방을 소모시키면 장기를 건강하게 해준다.

■더 알고 싶다! 뱃살■
먹었으면 걷자!

음식별 소모 운동(신장 160cm 체중 50kg 여성일 때)

공기밥 *310kcal*
걷기 9분
달리기 8분
계단 오르기 6분

떡볶이 *482kcal*
걷기 13분
달리기 10분
계단 오르기 9분

컵라면 *300kcal*
걷기 8분
달리기 7분
계단 오르기 6분

햄버거(빅맥) *525kcal*
걷기 15분
달리기 10분
계단 오르기 9분

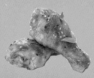
치킨 *180kcal*
걷기 12분
달리기 9분
계단 오르기 6분

호르몬 감소로 인해 오기도 한다?

폐경기인 여성들과 중년 이상의 남성들에게 에스트로겐의 분비가 줄어들면 내장에 지방이 쌓이게 되여 복부비만을 초래한다. 왜냐하면 이 호르몬은 우리 몸에서 내장에 지방이 쌓이는 것을 억제해주는 물질이기 때문이다.

장내 미생물 불균형에서 오기도 한다?

2022년 서울대 보건대학원, 한국과학기술연구원(KIST), 레가의학연구소, 매사추세츠종합병원과의 공동연구를 통해 비만도에 따라 변화하는 핵심 미생물 관계가 박테로이데스와 아커만시아 균주 사이에서 서로 상호작용으로 구성되어 있다는 것이 밝혀졌다. 만약 장내 미생물의 불균형이 초래된다면 뱃살뿐만 아니라 당뇨와 지방간 등을 유발시킬 수도 있다.

유전인자의 영향으로 뱃살이 나오기도 한다?

가족 중 비만이 있으면 유전으로 인해 자식에게까지 이어진다. 왜냐하면 유전적 인자와 매우 가깝기 때문에 뱃살(복부비만)의 원인이 되기도 한다. 스탠포드 버넘 연구소는 유전인자에 따라 살이 찌는 신체부위가 달라진다는 연구결과를 발표했다. 또한 유전인자에 따라 많이 먹는 사람들이 있고 그렇지 않는 사람도 있다. 어쨌든 많이 먹는 사람들은 대부분 뱃살(복부비만)이 될 가능성이 높다.

수면부족으로도 뱃살은 늘어난다?

 수면이 부족해지면 그만큼 칼로리를 많이 섭취하기 때문에 복부비만이 될 가능성이 높다. 다시 말해 **수면이 부족해지면 호르몬의 일종인 렙틴물질 생성이 떨어지면서 반대로 그렐린 물질 생성이 많아진다. 따라서 이런 현상으로 인해 비만이 나타나게 된다. 어떤 연구에서 비만인 사람이 1일 9시간 수면하는 사람보다 6시간 이하로 수면하는 사람이 27%가 더 많다고 발표하기도 했다.** 따라서 충분한 수면을 취하는 것도 뱃살을 예방할 수가 있다.

스트레스로 뱃살이 늘어난다?

 스트레스는 현대인들에게 있어 만병의 근원이기도 하다. 크고 작은 스트레스를 장시간 또는 장기간 받으면 호르몬의 변화가 일어나 뱃살이 나타난다. **패트리샤 라미레스(Patricia Ramirez)는 스트레스를 받으면 아드레날린과 코리티솔 물질이 분비되는데, 분비되는 수치가 높아지면 질수록 복부에 지방이 쌓여 뱃살을 초래한다고 했다.**

탄수화물 많은 식단이 원인?

 뱃살인 사람들의 공통점을 살펴보면 한결같이 탄수화물과 지방이 풍부한 음식을 과잉 섭취하고 있다. 다시 말해 탄수화물과 지방이 풍부하게 들어 있는 식품을 섭취한다는 것은 복부에 지방을 쌓이게 해주는 꼴이 된다. 더구나 인스턴트식품이나 첨가물이 많이 가미된 음식들 대부분 탄수화물과 지방이 많이 들어 있다. 따라서 식품 라벨에서 첨가물을 꼼꼼히 살펴 비만을 초래할 성분이 들어 있다면 삼가야 한다.

과음이 원인?

 술은 모든 성인들이 즐겨 찾는 식품이다. 즉 슬플 때도 한잔, 기쁠 때도 한잔, 스트레스로 한잔 등 이래저래 한잔 한잔하다보면 어느덧 뱃살에 지방이 쌓이게 되면서 뱃살(복부비만)이 되는 것이다. 주변에서도 흔히 볼 수 있는 광경인데, 술을 많이 마시는 사람치고 배가 불룩하게 튀어나오지 않는 사람이 없다. 즉 술은 우리 몸에 백해무익하다는 말이 있듯 오로지 높은 칼로리만 제공할 뿐이다. 뱃살을 예방하려면 술을 적당히 마시거나 금주하는 것이 바람직하다.

장기 투약의 부작용으로 오는 경우도 있다?

어떤 특정한 질병으로 인해 오랫동안 약을 복용한다면 그 부작용으로 인해 비만이 나타날 수도 있다. 예를 들면 당뇨병 약, 고혈압 약, 간질 약, 스테로이드, 피임 약, 호르몬 약, 정신장애 약, 편두통 약 등이다. 물론 사람에 따라 이런 약을 장기간 복용한다고 무조건 살이 찌지 않는다.

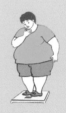

배 주위에 붙는
피하지방과 내장지방의
차이는 무엇일까?

배 주위의 피하 지방도 포동포동 배를 구성하는 요인 중 하나이다. **지방에는 크게 '내장지방'과 '피하지방' 두 가지가 있다.** 내장지방과 피하지방의 차이와 구분방법은 아래와 같다.

내장 지방
지방이 붙는 부위 (내장 둘레)
지방이 붙기 쉬운 성별 (남성)
지방이 생기는 주된 원인 (영양균형이 편중된 식생활)
배 주위에 붙은 지방을 구별하는 방법 (배가 빵빵하게 부풀어 있다)

피하 지방
지방이 붙는 부위 (피부 바로 아래(특히 배나 엉덩이, 허벅지))
지방이 붙기 쉬운 성별 (여성)
지방이 생기는 주된 원인 (생활습관 악화, 과음 과식, 운동 부족)
배 주위에 붙은 지방을 구별하는 방법 (뱃살이 처진 듯한 상태에서 손으로 군살을 집는다)

피하지방에는 체온 유지와 내장, 뼈 등을 보호하는 작용이 있다. 따라서 몸에 거의 필요 없는 내장지방보다 피하지방이 잘 떨어지지 않는다고 알려져 있다. 그러면 어떤 방법이 피하 지방이 떨어지기 쉬워지는 것일까.

배 주위에 지방이 붙으면 어떻게 될까?

배 주위는 피하지방, 내장지방 모두 붙기 쉬운 부위라고 할 수 있다. 실제로 배 주위에 피하 지방이나 내장 지방이 붙게 되면 어떻게 되는 것일까.

● 배 주위에 피하지방이 붙은 경우

배 주위에 피하지방이 붙으면 하복부를 중심으로 뚱뚱하다는 것을 알기 쉬워진다. 피하지방은 피부를 펴고 늘어지게 하기 때문에 허리가 얇은 스커트와 바지가 들어가지 않을 것이다.

기초 대사는 체온 유지와 호흡, 장의 연동 운동 등에 의해 소비되는 에너지로 하루 소비 에너지의 60% 정도를 차지하는 것으로 알려져 있다. 기초 대사를 향상시키면 소비 에너지도 증가하고 효율적으로 지방 연소를 할 수 있다. 지방 연소 효과를 기대할 수 있는 식품으로는 단백질이 풍부한 고기, 흰살 생선, 계란, 두부 등을 들 수 있다. 에너지 대사를 돕는 비타민 미네랄이 풍부한 식품도 적극 섭취한다.

배 주위에 효과적인 피하지방 빼기 확실한 운동

뱃살을 빼고 감량하기 위해서는 운동 습관을 기르고 근육 활동량을 증가시키는 것도 중요하다. 근력 운동과 유산소 운동을 세트로 하여 피하지방을 효율적으로 연소시킨다. 세트 트레이닝 전에는 준비운동도 잊지 않도록 한다.

유산소 운동 걷기

걷기는 특별한 도구가 필요 없기 때문에 누구나 바로 임할 수 있는 유산소 운동이다. 등을 쭉 펴고 걸읍시다. 호흡을 천천히 하면서 일정한 속도로 걷는 것도 포인트이다. 걷기에 부족해지면 조깅으로 바꿔도 좋을 것 같다.

유산소 운동 수영

수영은 물의 저항에 의해 운동 강도가 올라간다. 따라서 짧은 운동 시간에도 효율적으로 지방을 연소시키는 효과가 있다고 알려져 있다. 수영이 서투른 분은 물속을 걷는 수중 걷기나 수중 운동도 추천하다. 트레이닝을 실시할 때는 자신의 컨디션이나 라이프 스타일에 맞추어 즐겁게 임한다.

근육 트레이닝

- 근육량, 근력 향상으로 기초 대사를 올려 살을 빼기 쉬운 체질을 만들 수 있다
- 유산소운동 산소를 이용한 전신운동으로 지방을 효율적으로 연소시킬 수 있는 배 주위의 피하지방 해소, 체중 감소에 추천하는 트레이닝 방법이다.

집중적으로 뱃살 지방 쥐어짜는 박살 운동

마운틴 클라이머

손을 바닥에 대고 팔굽혀 펴기 자세를 만든다.
한쪽 다리를 들어 가슴쪽으로 당기고 돌아가
반대쪽 다리를 들어 올린다.

양쪽 번갈아 가면서 한다.

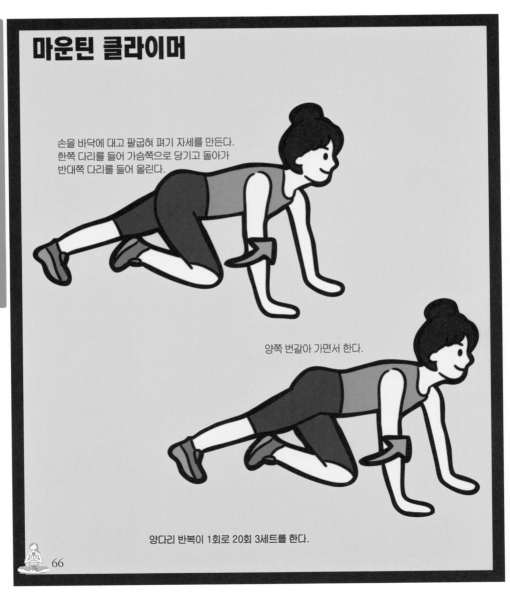

양다리 반복이 1회로 20회 3세트를 한다.

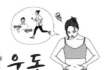
바이시클 크런치

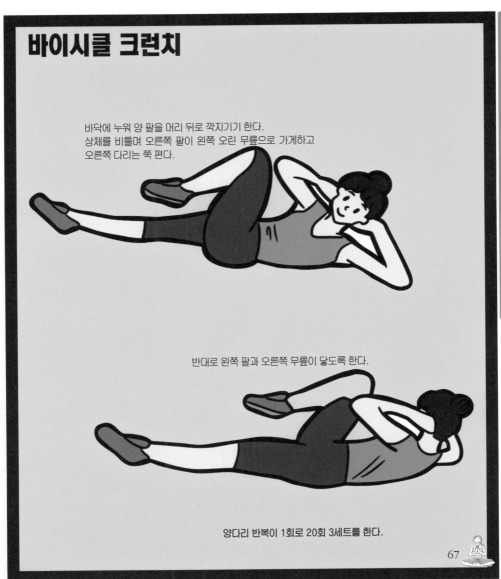

바닥에 누워 양 팔을 머리 뒤로 깍지끼기 한다.
상체를 비틀며 오른쪽 팔이 왼쪽 오린 무릎으로 가게하고
오른쪽 다리는 쭉 편다.

반대로 왼쪽 팔과 오른쪽 무릎이 닿도록 한다.

양다리 반복이 1회로 20회 3세트를 한다.

집중적으로 뱃살 지방 쥐어짜는 박살 운동

에어워크

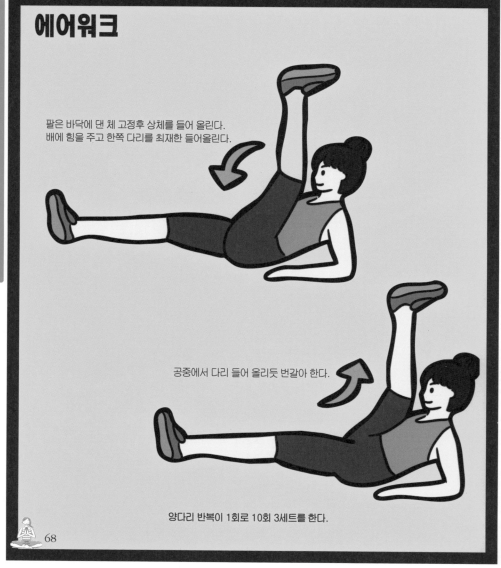

팔은 바닥에 댄 체 고정후 상체를 들어 올린다.
배에 힘을 주고 한쪽 다리를 최재한 들어올린다.

공중에서 다리 들어 올리듯 번갈아 한다.

양다리 반복이 1회로 10회 3세트를 한다.

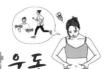
오블리크 크런치

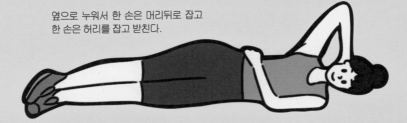

옆으로 누워서 한 손은 머리뒤로 잡고
한 손은 허리를 잡고 받친다.

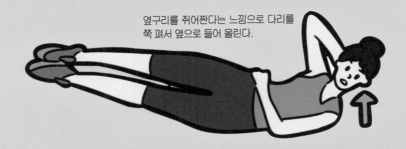

옆구리를 쥐어짠다는 느낌으로 다리를
쭉 펴서 옆으로 들어 올린다.

10회 진행하고 반대로 10회 진행한다. 2세트를 한다.

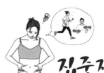

잭 나이브스

누워서 양손을 위로 뻗고 양다리를 살짝 들어올린다.

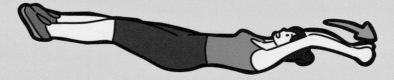

무릎을 굽으려 가슴 가까이에 가져오면서
상체를 들어 올린다.

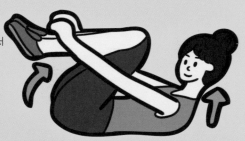

양다리 반복이 1회로 10회 3세트를 한다.

70

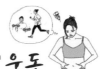
플러터 킥

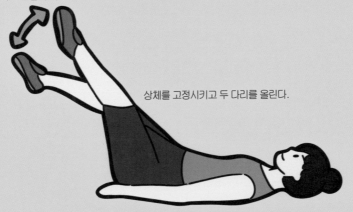

바닥에 반드시 누워서 준비를 한다.

공중에서 X자로 번갈아 바꾼다.

상체를 고정시키고 두 다리를 올린다.

20회 3세트를 한다..

71

● 더 알고 싶다!/뱃살 ●

미국 방송 폭스뉴스 온라인 판이 보도한
다이어트에 더 이상 참지 않아도 되는 음식

하얀 빵 말고 갈색 빵 먹어라?
밀가루로 만든 흰 빵은 탄수화물이 많고 흡수도 빠르다. 그러나 정백 되지 않은 거친 통밀로 만드는 갈색 통밀 빵은 그렇지 않다. 여기에는 식이섬유, 미네랄, 비타민이 풍부해 당지수(음식이 혈당을 높이는 정도를 표시한 지수)가 낮다. 100% 통밀, 또는 곡물 100%라고 쓰인 빵을 고르면 다이어트에 도움이 된다.

땅콩버터는 다이어트의 적일까?
땅콩버터는 고지방에 칼로리가 높으니 다이어트 때 피해야만 하는 음식일까. 브리검 여성병원 연구진의 조사에 따르면, 실제로 땅콩버터를 먹는 사람은 엄격한 저지방 식단을 지키는 사람보다 더 살을 잘 빼고 살 뺀 상태를 잘 유지했다. 연구진은 쫀득쫀득한 음식을 먹으면 훨씬 배부른 느낌이 들기 때문이라고 설명했다. 땅콩버터를 먹은 남자들은 공복감을 덜 느꼈다고 퍼듀대학 연구는 밝혔다.

껌 씹으면 식욕은 내리고 소화력은 향상된다?
미국 로드아일랜드대학 영양학과의 캐슬린 멜란슨 교수는 껌을 씹으면 배고픔을 덜 느끼고 신진대사가 촉진된다고 밝혔다. 이때 껌은 무설탕 껌이 좋다. 설탕이 들어간 껌을 씹으면 치아가 상할 수 있다.

아침 달걀, 뱃살은 쏙 빼주고 하루종일 건강하게 해준다?
달걀을 먹어야 할지 말아야 할지에 대해서는 긴 논쟁이 이어졌다. 그러나 최근 달걀은 완전한 판전승을 거두고 있다. 단백질과 여러 영양분이 풍부한 달걀을 아침에 먹으면 다른 음식을 먹었을 때보다 하루 종일 공복감을 느끼는 정도가 덜하다.

칼슘 듬뿍 든 치즈는 필수다?
치즈는 칼슘 성분 때문에 다이어트 할 때 필수 식품이다. 연구 결과 유제품을 많이 먹은 뚱뚱한 성인은 그렇지 않은 사람보다 눈에 띄게 살을 뺄 수 있었다. 그러나 과식은 금물. 지방과 소금 함량이 낮은 치지를 고른다.

심심풀이 땅콩, 아몬드는?
견과류는 지방 덩어리지만 몸에 좋은 지방이 잔뜩 들어 있다. 식이섬유 또한 풍부하다. 다이어트 중이라면 간식으로 감자 칩이나 쿠키 대신 아몬드, 땅콩을 먹는다.

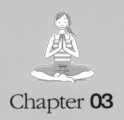

Chapter 03

뱃살 빼는 방법은?

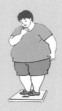

뱃살이란?

뱃살은 피하형 비만과 내장형 비만으로 구분되는데, 피하형 비만은 피부 아래에 쌓이는 지방층이고 내장형 비만은 장기와 장기 사이에 지방이 붙어 있거나 쌓이는 것을 말한다. 이 가운데 내장형 비만의 특징은 통증이 없고 배가 동산처럼 불룩하게 튀어나오지 않기 때문에 눈으로 진단이 어렵다. 그래서 사람들은 내장형 비만을 앓고 있어도 스스로 비만인 사실조차 알지 못하거나 사실을 알아도 심각하게 생각하지 않는다.

　쉽게 다시 말하면 뱃살은 크게 2가지로 구분된다. 첫 번째는 허리 쪽의 뱃살을 엄지와 검지로 집어보면 피하지방 두께로 판단할 수가 있다. 즉 엄지와 검지에 집힌 피하지방 두께가 1~1.5㎝일 때는 뱃살이 아니지만, 그 두께가 2㎝이면 초기증상이고 3㎝이상이 되면 뱃살으로 판단하면 된다.

　특히 여성인 경우 피하지방이 두꺼우면 두꺼울수록 건강에 이상이 있거나 몸매관리에도 문제가 따른다. 두 번째는 배안에 있는 내장과 내장

사이에 지방이 붙어 있다면 내장비만으로 판단할 수가 있다. 이런 경우는 신체에 나쁜 영향을 주거나 이로 인한 질병이 나타날 수가 있다. 왜냐하면 이 지방으로 인해 내장의 순수한 기능이 방해가 되고 나쁜 물질이 분비되어 혈관에 악영향을 미치기 때문이다. 따라서 이런 내장비만의 원인과 관계된 질환으로 사망하는 비율이 우리나라의 경우 약 25%가 된다고 한다.

피하지방형 비만과 내장비만형 비만의 차이점은?

겉으로는 뚱뚱하지 않지만 내장지방형 비만을 앓고 있는 경우가 많다. 피하지방형 비만은 지방이 피부 밑에 쌓인다. 예를 들면 배, 허리, 허벅지, 엉덩이 피부 밑에 지방이 쌓인다. 이런 비만은 대부분 여성들에게 나타나며 마른체형이 아니다. 내장지방형 비만은 장기와 장기사이에 지방이 붙어서 쌓이게 된다. 예를 들면 배가 볼록하게 튀어나오고 마른체형이다.

한마디로 피하지방형 비만은 신체가 뚱뚱하게 보이는 것이 특징이고 내장지방형 비만은 마르고 날씬해 보이는 특징을 가지고 있다. 이 중에 내장지방형 비만은 겉으로 판단할 수가 없기 때문에 일명 숨겨진 비만이라고도 한다. 더구나 겉으로는 건강하게 보이고 통증 같은 자각증상도 없다. 그렇지만 피하지방형 비만보다 내장지방의 원인과 관계된 질병들은 고혈압, 당뇨병, 고지혈중 등이다.

뱃살의 원인은?

내장과 내장 사이에 지방이 쌓이는 원인을 대부분 잘못된 생활습관 때문이라고 한다. 이런 잘못된 생활습관에서 운동부족과 과식이 50%를 차지하고 있다. 나머지는 심한 스트레스, 과음, 흡연, 인스턴트식품 섭취 등이 차지하고 있다.

이밖에 어릴 때 인슐린이 부족하거나 유전적 요인으로 인해 체중이 미달되었지만, 30대 이후부터 체중이 불어나면서 내장비만으로 발전되는 경우도 종종 있다. 인슐린은 탄수화물 대사를 조절하는 호르몬으로 몸 안의 혈당량을 적게 해주는 역할을 하고 있다. 이런 인슐린 분비가 너무 많아지면서 사용되고 남는 인슐린이 혈액을 통해 전신을 돌아다닐 때 장기가 손상된다. 특히 뱃살(복부비만)일 때 인슐린 저항이 더 강하게 나타기 때문에 혈관손상을 입게 된다. 이로 인해 심장마비나 당뇨병 등이 나타나고 양질의 콜레스테롤 대신 중성지방과 나쁜 콜레스테롤만 많아진다.

뱃살을 가지고 있는 성인들의 심장병 발생률은 건강한 사람보다 약 9배가 높고 뇌졸중 발생률은 4배가 높다고 했으며, 더구나 복부에 지방이 조금만 쌓여도 고혈압, 당뇨병 협심증 등을 비롯해 유방암, 난소암, 자궁경부암, 전립선 질환, 대장암 등에 걸릴 확률도 높아진다고 했다.

한마디로 뱃살(복부비만)은 무서운 질병들을 유발시키는 원인이 되는 것이다. 더구나 이것은 우리나라 전체 사망률의 25%를 차지하는 암이나 신장질환과도 직접적인 원인이 되기도 한다. 이처럼 한사람에게 다양한 성인병 위험인자가 나타나는 것을 의학적 용어로 대사증후군이라고 칭한다. 이런 대사증후군을 판단하기 위한 검사는 허리둘레, 혈압, 혈액검사(공복 혈당과 중성지방 고밀도 콜레스테롤 수치) 등이다.

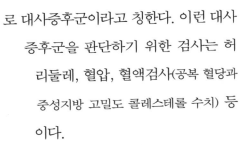

대사증후군에서 대사는 섭취한 것들이 신체 안에서 다양하게 활용되는 것이며 비만은 섭취한 것들이 신체 안에서 제대로 활용되지 못해 필요 없는 지방으로 쌓이게 되는 것이다. 증후군은 다양한 증세가 동시에 나타나는 것이다. 따라서 대사증후군은 대사가 제대로 이루어지지 않아 나타나는 다양한 증상들이 동시에 발현되는 질환을 의미한다. 어쨌든 비만이라면 무조건 다이어트를 해야 된다는 생각을 버리고 대사증후군 다섯 가지 증상을 체크한 다음, 문제가 있는 항목이 있다면 그 수치를 정확하게 파악하여 해결하는 것이 바람직하다. 따라서 대사증후군은 유전적 요소도 있겠지만 가장 먼저 생활습관부터 개선해야만 도움이 된다.

 이런 대사증후군에서 벗어나려면 운동과 식이요법이 필요하다. 하지만 대부분 사람들은 지나친 건강 염려증으로 음식을 가려먹게 되거나 또는 스스로를 위한 운동일지라도 이에 대한 시간투자를 하지 않는다. 이런 부류의 사람들은 건강을 돈으로 해결하기 위해 노력하거나 약물에 의존하는 경우들이 많다. 한마디로 비만은 음식을 많이 섭취해서 나타나는 것인데 약을 먹어 다이어트 한다는 것은 정말 아이러니컬하다. 그래서 평소부터 자신의 몸을 건강하게 만드는 것이 최선의 방법인 것이다.

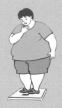

뱃살의증상은?

뱃살은 남성은 윗배와 아랫배가 둥그스름하거나 또는 윗배가 볼록한 경우가 많고 여성은 변비로 인한 아랫배가 볼록하거나 또는 옆구리 살이 쳐지는 경우가 많다. 이 가운데 둥그스름한 비만형에서 내장비만이 많이 나타나기 때문에 건강에 유념해야 한다. 왜냐하면 내장과 내장 간의 지방세포가 분해되어 혈류에 동승하여 흐르기 때문에 혈당과 콜레스테롤의 원인이 된다. 여기서 나타나는 질병은 고혈압, 당뇨병, 고지혈증 등이며 이것이 장기간 지속될 경우 심혈관질환으로 인해 돌연사할 가능서도 있다.

이밖에 내장에 지방이 쌓이게 되면 수면을 취할 때 무호흡증이 나타날 가능성이 높다. 이런 증상은 지속적으로 내장에 지방이 쌓여 횡격막이 늘어나면서 수면 중 호흡 때 폐의 활동을 방해하기 때문이다. 이런 경우 수면무호흡증 또는 심혈관질환(고혈압 등)이 발생할 수 있다. 이밖에 대장암, 유방암, 전립선암 등의 원인이 될 수도 있어 가능한 한 내장비만이 되지 않도록 해야 한다.

내장비만 위험성은?

 배 쪽만 비정상적으로 불룩하게 솟아있는 모습을 흔히 볼 수 있다. 이런 사람들은 정상인보다 위험에 노출될 확률이 많은데, 이것은 내장에 지방이 많이 쌓여 있기 때문이다. 즉 내장지방은 피하지방과 달리 내장에 지방이 쌓여있지 않고 스스로 지방산으로 전환하여 혈액 속으로 흡수된다. 이렇게 흡수된 지방은 혈류를 타고 체내 곳곳에 떠돌다가 심장, 간, 뇌혈관에 쌓여 다양한 문제를 일으킨다. 더구나 지방세포사이에 염증세포가 자리를 잡으면서 염증물질까지 생산한다. 따라서 체내에 염증이 많아질수록 면역력이 떨어져 알레르기를 비롯해 우울증, 치매, 심뇌혈관질환, 암 등을 유발시키는 원인이 된다.

내장지방으로 생기는 질병들은?

• 고혈압

 고혈압은 동맥혈관 벽에 대항한 혈액의 압력이 높은 것을 말한다. 내장비만일 경우 고혈압이 발생될 가능성이 매우 높다. 고혈압이 나타나는 과정을 보면, 체내로 들어온 지방이 지방산으로 바뀌어 혈액 속으로 들어가게 된다. 이때 혈액농도는 지방으로 인해 끈적끈적해지고 지방이 혈관 벽에 달라붙어 혈관이 좁아져 혈압이 상승하게 된다. 따라서 고혈압으로 인한 각종 합병증은 두통, 현기증, 피로감, 시력저하, 협심증, 뇌혈관 장애 등인데, 이 질환들은 가볍지 않기 때문에 치료가 반드시 필요하다.

● 당뇨병

당뇨는 소변으로 포도당이 배출된다고 붙여진 질병명이다. 원인은 탄수화물을 조절해주는 인슐린이 부족해 나타나는데, 소변횟수가 잦아지고 갈증으로 물을 많이 마시며, 전신권태가 있고 식욕이 왕성해진다. 또 내장비만으로 쌓인 지방이 인슐린의 분비를 방해해 혈당이 높아지면서 당뇨가 발생한다. 따라서 당뇨의 원인이 내장비만이기 때문에 혈당관리에 유념해야만 당뇨를 예방할 수 있다.

● 대장암

대장암은 큰창자에 생기는 암이다. 증상은 변비와 설사가 반복되고 혈변과 점액이 배출된다. 이 대장암은 내장비만이 원인인데, 내장에 지방이 쌓이면 식욕을 억제하는 렙틴이 증가하게 된다. 체내에서 증가한 렙틴은 대장암과 밀접한 관계가 있다는 연구보고가 있다. 또 비만일 경우, 대장균주가 일반인보다 대장암이 증식한다는 연구보고서도 있다. 따라서 하루빨리 비만에서 벗어나기 위해 다이어트를 선택하면 효과를 볼 수 있다.

• 전립선 비대증

나이가 들면서 뱃살(복부비만)이 나타나는데, 이런 경우 에스트로겐 또는 안드로겐 호르몬이 과다분비 되면서 남성호르몬 분비가 줄어들어 전립선 비대증이 나타난다.

• 역류성 식도염

뱃살에 지방이 쌓이면 뱃살(복부비만)이 되는데, 이럴 경우 위가 압박으로 인해 죄여들면서 역류성 식도염이 나타난다.

• 지방간

술을 먹는 사람이나 술을 먹지 않는 사람이나 할 것 없이 지방간이 나타날 수가 있다. 비만일 때 지방이 몸 구석구석에 쌓이다가 간에 붙어 쌓이게 되면 지방간으로 발전하게 된다.

비만에 따른 유형별 조심해야할 것

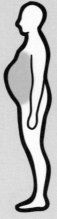

걷기나 스트레칭을 자주하고
규칙적인 식사를 해야 하는
비활동성 비만형

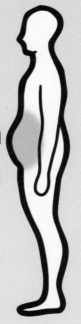

스트레스를 덜 받게 하고 당분 섭취
를 줄여야 하는
신경성 위염으로 인한 비만형

비만에 따른 유형별 조심해야할 것

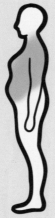

음식량과 당이 있는 음식을 줄여야 하는
음식 과다 섭취로 인한 비만형

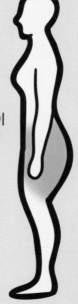

장시간 앉아있는 것을 피하고 글루텐이
많이 들어가 있는 면류나 빵 같은 것을
줄여야 하는
글루텐 과다 비만형

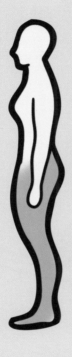

정맥 순환에 좋은 유산소 운동과
반신욕 같은 것을 해야 하는
정맥순환 장애 비만형

섬유질 섭취를 늘리고
운동량도 늘리고 음주는
줄여야 하는
대사성 비만형

87

효과 직방! 조금만 해도 **확 달라지는** 부위별 운동

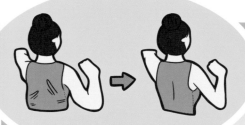

접히는 등살 박살 운동

몸을 고정시킨 상태에서 상체와 하체를 들어 올리는
운동으로 등과 허리근처 근육을 사용하는 운동이다.

앞으로 반드시 누워서 팔은 쭉뻗고 발도 쭉 편다.

처음에 힘들면 10~20초 정도로
하다가 30초 정도로 늘린다

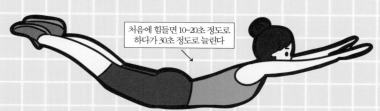

* 허리와 등을 고정시킨 상태에서 상체와 발을 동시에 들어 올린다.
* 30초 정도 정지하다가 원래 상태로 돌아온다.
  (처음에 힘들면 10초~20초 정도로 하다가 30초로 늘린다)

30초 3세트를 한다.

효과 직방! 조금만 해도 **확 달라지는** 부위별 운동

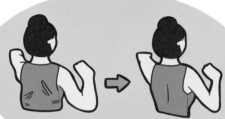

접히는 등살 박살 운동

양발을 어깨 너비로 벌려준다.
• 발은 지면을 밀어준다.

등(척추)를 곧게 유지시
켜 준다

• 머리 뒤로 손깍지를 잡아주고 복압
을 잡아준 후 고관절을 뒤로 빼면서
상체를 천천히 숙여준다.

• 어깨선과 엉덩이선이 나란하게 되면
원래 상태로 돌아온다.

20회 3세트를 한다.

효과 직방! 조금만 해도 **확 달라지는** 부위별 운동

처진 팔뚝살 박살 운동

천장을 바라보고 누운 상태에서 양팔은 펴서 손바닥을 바닥에 대고 무릎은
세워 A자가 되도록 한다.

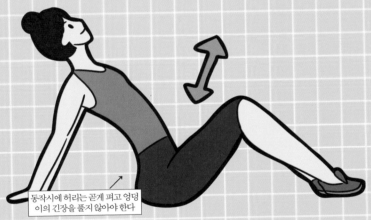

동작시에 허리는 곧게 펴고 엉덩
이의 긴장을 풀지 않아야 한다

* 숨을 내쉬면서 골반을 위로 들어 올린다.
* 엉덩이에 긴장감 느끼면서 1~2초간 정지 자세를 취한다. 숨을 들이마시면
  서 골반을 바닥에 내린다.

Tip
다리의 힘이 아니라 엉덩이의 힘으로 올린다는 느낌으로 실시한다.

10초 3회 3세트를 한다.

겨드랑이 튀어나온 살 박살 운동

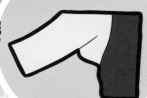

앞으로 반드시 누워 팔을 앞으로 쭉 뻗어준다.
• 가슴을 들어 올리며 팔을 굽힌 체 뒤로 최대한 들어 올린다.

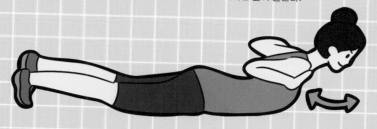

• 팔에 신경을 써서 운동을 한다.

15회 3세트를 한다.

효과 직방! 조금만 해도 **확 달라지는** 부위별 운동

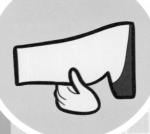

안쪽 팔뚝살 박살 운동

무릎을 대고 엎드린 자세에서 양손을 어깨너비 두 배로 벌리고 발을 모아준다.
* 두 팔을 곧게 펴고 허리를 아치형으로 만들면서 가슴에 긴장을 준다.

어깨너비보다 좀더 넓게 손을 짚고
팔꿈치가 밖으로 향하게 한다

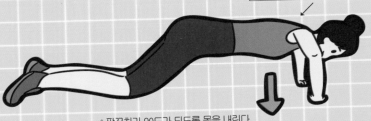

* 팔꿈치가 90도가 되도록 몸을 내린다.
* 겨드랑이에 힘을 주고 가슴을 모아주는 느낌으로
  팔꿈치를 밀어주면서 몸을 위로 올린다.

Tip
어깨너비보다 약간 좁게 실시하면 상완삼두근의 발달에
효과적일 뿐 아니라 가슴근육에 다른 자극을 줄 수 있다.

20회 3세트를 한다.

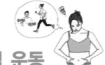

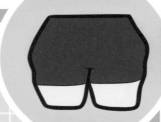

옆 뽈록 허벅지살 박살 운동

엉덩이를 힙업하고 탄력 있게 만드는 데 탁월한 동작이다.

무릎과 손을 바닥에 대고 엎드린 자세를 취한다.
- 한쪽 다리를 등과 수평이 되도록 들어 올린다.
- 발목을 펴 발끝이 천장을 향하게 한 상태로 다리를 위로 밀어 올린다.

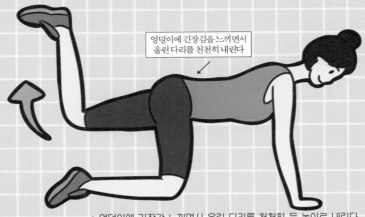

엉덩이에 긴장감을 느끼면서
올린 다리를 천천히 내린다

- 엉덩이에 긴장감 느끼면서 올린 다리를 천천히 등 높이로 내린다. 동작을 반복한다.
- 반대쪽도 같은 방법으로 반복 실시한다.

Tip
다리를 최대로 올린 상태에서 1~2초 정도 자세 유지하다
가 내려주면 운동 효과를 더 극대화할 수 있다.

20회 3세트를 한다.

93

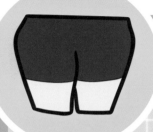

효과 직방! 조금만 해도 **확 달라지는** 부위별 운동

조금만 해도 확 달라지는 **딱 붙는 허벅지살 박살**

딱 붙는 허벅지살 박살 운동

옆으로 누워 어깨 아래에 팔꿈치를 어깨 아래에
두고 몸을 곧게 유지한다.

- 옆으로 누워서 한쪽팔로는 바닥을 지탱하고 두 다리를 들어
페달을 밟듯이 돌려준다.

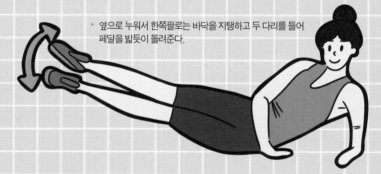

- 2~5초 정도 움직여 주다가 내릴 때는 완전히 내리지 말고
천천히 내려주면 운동 효과가 크다.
- 반대쪽도 같은 방법으로 반복 실시한다.

20회 3세트를 한다.

94

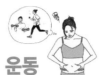

효과 직방! 조금만 해도 **확 달라지는** 부위별 운동

조금만 해도 확 달라지는 **처진 허벅지살 박살**

처진 허벅지살 박살 운동

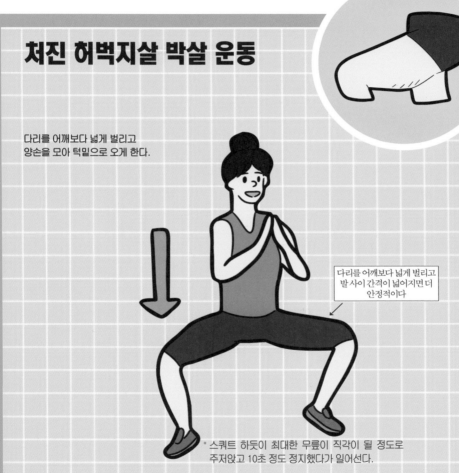

다리를 어깨보다 넓게 벌리고
양손을 모아 턱밑으로 오게 한다.

다리를 어깨보다 넓게 벌리고
발 사이 간격이 넓어지면 더
안정적이다

* 스쿼트 하듯이 최대한 무릎이 직각이 될 정도로
주저앉고 10초 정도 정지했다가 일어선다.

Tip
허리가 앞으로 숙여지지 않도록 한다.
엉덩이를 가볍게 뒤로 빼면서 앉아준다.

20회 3세트를 한다.

95

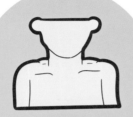

승모근 튀어나온 살 박살 운동

덤벨 시작할 때에는 적절한 기술과 자세를 익히고, 적당한 무게로 시작하여 점진적으로 증가시키는 것이 중요하며 운동 전에 충분한 워밍업과 스트레칭을 하는 것이 좋다.

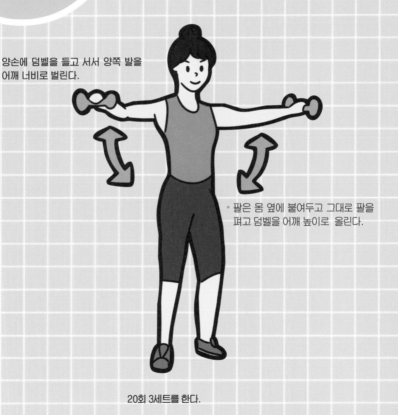

양손에 덤벨을 들고 서서 양쪽 발을 어깨 너비로 벌린다.

· 팔은 몸 옆에 붙여두고 그대로 팔을 펴고 덤벨을 어깨 높이로 올린다.

20회 3세트를 한다.

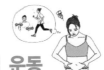

효과 직방! 조금만 해도 **확 달라지는** 부위별 운동

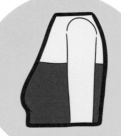

처진 가슴살 박살 운동

무릎을 대고 엎드린 자세에서 양손을 어깨너비 두 배로 벌리고 발을 모아준다.
- 두 팔을 곧게 펴고 허리를 아치형으로 만들면서 가슴에 긴장을 준다.
- 팔꿈치가 90도가 되도록 몸을 내린다.

고개를 숙이지 않고 상체가
일직선이 되게 한다

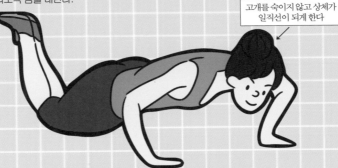

- 겨드랑이에 힘을 주고 가슴을 모아주는 느낌으로
팔꿈치를 밀어주면서 몸을 위로 올린다.

Tip
어깨너비보다 약간 좁게 실시하면 상완삼두근의 발달에 효과적일 뿐 아니라 가슴
근육에 다른 자극을 줄 수 있다.

20회 3세트를 한다.

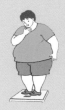

뱃살의 판단 기준은?

살이 찐 남성들의 내장지방은 다양한 질병의 원인이 되는데, 예를 들면 당뇨, 관상동맥질환, 고지혈증 등이 나타나고 간수치를 높여주는 원인이 되며, 내장에 지방이 쌓여 장기사이의 적절한 공간이 좁아지면서 횡격막이 늘어나고 이것이 폐의 활동을 방해하면서 수면무호흡증이 나타난다. 특히 내장지방은 혈당조절과 지방분해 역할을 하는 인슐린에 대한 저항력까지 가지고 있다. 다음은 내장비만을 판단할 수 있는 기본들을 나열했다.

허리둘레는 남성이 90㎝, 여성이 85㎝미만이면 정상이다.

　허리둘레 측정은 양발간격을 25~30㎝정도로 벌린 다음 숨을 편안하게 내쉬고 측정하면 된다. 측정하는 곳은 갈비뼈 맨 아래와 골반의 가장 위쪽 사이의 중간 부분이다. 이때 줄자를 타이트하게 당기지 말고 자연스

럽게 피부위에 올려놓은 듯이 측정하면 된다.

만약 뱃살이 불룩하게 나와 밑으로 처져 있다면 처진 뱃살을 위쪽으로 들어 올린 다음 측정하면 된다. 표준 허리둘레는 남성이 90㎝, 여성이 85㎝ 미만이어야 한다. 따라서 몸무게가 표준일지라도 허리둘레가 정상치를 초과하게 된다면 내장비만으로 판정된다. 내장에 지방이 쌓인다는 것은 각종 성인병의 원인이 될 가능성이 높다.

혈압수치가 120mmHg/80mmHg이면 정상이다.

혈압이란 혈액이 신체전체를 순환할 때 동맥혈관 벽을 밀어내는 힘을 의미한다. 정상적인 혈압수치는 수축기 혈압 120mmHg미만, 이완기 혈압 80mmHg미만이다. 혈압은 신체 상태에 따라 수시로 변하기 때문에 혈압측정 1시간 전 계단을 오르거나 커피 또는 담배를 멀리하고 혈압측정 전 5분 이상 편안하게 안정을 취해야만 정확한 혈압수치가 나온다.

만약 혈압측정에서 고혈압으로 판명되면 전문의와 상담하여 저지방 식단과 운동을 하면서 꾸준하게 관리해야만 한다. 왜냐하면 고혈압은 혈관이 수축되거나 막히면서 동맥경화, 심근경색, 협심증, 심부전 등의 합병증이 유발될 가능성이 매우 높기 때문이다.

공복 때 혈당수치가 100㎎/㎗미만이면 정상이다.

 혈당수치는 혈액 속에 포함되어 있는 포도당의 양을 말하는데, 공복 때 혈당수치가 100㎎/㎗미만이면 정상이다. 하지만 혈당수치가 126㎎/㎗을 넘어가면 당뇨가 되고 혈당수치가 중간이면 공복혈당장애가 된다. 특히 수많은 질병 가운데 혈당으로 체크할 수 있는 질병은 당뇨병이다.

 당뇨병은 소변에 당분이 많이 섞여 배출되는 질병이다. 즉 인슐린이 부족하여 나타나는데, 소변량과 소변횟수가 늘어나고 심한 갈증으로 물을 많이 찾게 되며 전신권태와 식욕이 왕성해진다. 다시 말해 당분을 조절해주는 인슐린이 부족해지면서 고혈당이 나타난다.

 고혈당은 당분이 세포로 흡수되지 않고 혈액에 남아 있는 것을 말한다. 만약 고혈당상태가 지속될 경우 혈액순환이 원활하게 이뤄지지 않아 신체 곳곳으로 전달되는 영양공급이 어려워진다. 예를 들면 모세혈관이 촘촘하게 분포되어 있는 눈, 신장 등등에서 합병증이 나타날 수 있다. 고혈당이 심해지면 실명이나 손가락과 발가락 등이 괴사되어 절단하는 지경에까지 이른다. 따라서 당뇨병은 무조건 식단조절과 운동요법을 꾸준히 해야만 더 나빠지지 않는다.

콜레스테롤수치가 200mg/dℓ 미만, 저밀도 콜레스테롤수치가 130mg/dℓ 미만이면 정상이다.

콜레스테롤이란 사전에서 '척추동물의 뇌, 신경조직, 부신, 혈액 등에 풍부하게 들어 있는 대표적인 스테로이드'라고 적혀있다. 이 콜레스테롤을 정상적인 수치를 유지해야만 건강한 신체를 유지할 수 있다. 따라서 20세 이상이라면 누구나 할 것 없이 콜레스테롤수치를 5년에 한번은 측정해봐야 한다. 검사방법은 혈액검사를 하면 된다.

콜레스테롤은 고밀도(HDL콜레스테롤)과 저밀도(LDL콜레스테롤)로 구분이 된다. 고밀도 콜레스테롤은 혈관을 깨끗하게 청소해주는 유익한 것이고, 저밀도 콜레스테롤은 혈관 속에 쌓여 혈관을 막는 유해한 것이다. 만약 저밀도 콜레스테롤수치가 높이지면 고밀도 콜레스테롤을 제거하기 때문에 건강에 문제가 생긴다.

다시 말해 고밀도 콜레스테롤이 50mg/dℓ 미만이 되어야 정상수치이다. 우리 신체에 유익한 고밀도 콜레스테롤수치를 높여야 하며, 그 대신 유해한 저밀도 콜레스테롤은 130mg/dℓ 미만으로 떨어져야만 정상이다. 이 밖에 신체에 유해한 콜레스테롤이 풍부하게 들어 있는 대표적인 식품은 햄버거, 피자 등이다.

HDL(고밀도 지단백질)은 좋은 콜레스테롤인데, 이것은 나쁜 콜레스테롤을 제거해주는 역할을 한다. 대사증후군 환자는 당뇨병, 뇌졸중, 심장병으로 발전 될 가능성이 높다.

뱃살의 부위별 원인은?

뱃살은 상복부, 하복부, 처진 복부 등으로 구분된다. 이것을 구별하는 기준은 허리둘레이다. 예를 들면 허리둘레가 33.5인치 이상일 때는 유산소 운동과 적절한 식단조절을 해야만 한다. 다음은 복부별 비만원인을 설명했다.

상복부 뱃살은?

상복부 비만은 배 위쪽에 지방이 쌓이면서 나타나는 뱃살이다. 상복부 비만의 원인은 폭식, 야식, 음주습관 등을 비롯해 스트레스를 심하게 받을 때 나타날 수 있다. 상복부에 생긴 지방은 하복부에 생긴 지방보다 빠른 시간 안에 뺄 수 있는 장점을 가지고 있다. 이에 따라 뱃살다이어트에 맞는 식단으로 바꾼 다음 꾸준하게 실천해나간다면 상복부에 지방이 쌓이는 것을 예방할 수가 있다.

예를 들면 식사량을 대폭 줄이고 단백질이 풍부한 식품을 섭취하면서 지방과 탄수화물 등의 섭취를 삼가야 한다.
그렇다고 지방과 탄수화물을 전혀 섭
취하지 않으면 건강에 이상이 나타
나기 때문에 소량으로 섭취하라는
의미이다.

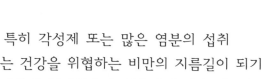

특히 각성제 또는 많은 염분의 섭취
는 건강을 위협하는 비만의 지름길이 되기
때문에 식이섬유나 섬유질이 많은 식품을 선택해 섭취하고 잠자리
에 들기 4시간 전에는 그 어떤 것도 먹지 말아야 한다. 유산소 운
동은 가벼운 경보나 등산 등을 선택해 1일 30분 이상 꾸준히 실천
해나간다면 상복부에 쌓인 지방을 빼는데 효과가 좋다.

하복부 뱃살은?

하복부 비만은 배 아래쪽에 지방이 쌓이면서 나타나는 뱃살이다. 하복

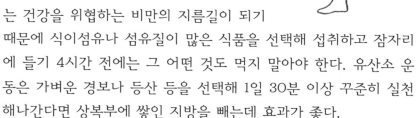

부 비만의 원인은 운동량이 부족하거나 자리에 장시간 앉아 있
거나 심한 스트레스를 받을 때 나타날 수 있다. 이런 경우는 아
래쪽 배가 불룩하게 나오면서 허벅지와 엉덩이까지 살이 찌게
된다. 또한 만성변비와 부종까지 동반될 수도 있다. 따라서 유산소 운동
을 꾸준하게 늘이면서 식단을 조절한다면 예방할 수 있다. 이밖에 지방

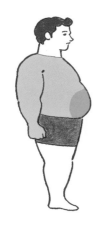

을 물리적으로 제거하기 위한 수술방법으로 지방흡입술도 있다.

꾸준한 복부 마사지를 통해 지방을 제거할 수도 있다. 즉 양손을 겹쳐 배꼽을 기준하여 시계방향으로 원을 커다랗게 또는 작게 천천히 깊게 그리면서 마시지하면 된다. 마사지 횟수는 10회 이상이면 족하다.

처진 복부 뱃살은?

처진 복부는 뱃살이 탄력을 잃고 심하게 주름이 있는 뱃살(복부비만)이다. 원인은 임신과 출산인데, 이런 경우 쌓인 지방을 제거하가가 매우 어렵다. 다시 말해 임신과 출산 전인 산모의 뱃살에 지방이 쌓이는 것은 당연한 것이다. 왜냐하면 이것은 자궁 속에 있는 태아를 지켜주기 위해 쌓이는 지방인데, 출산 후 늘어난 뱃살 피부는 빠른 시간에 수축되어 피부탄력까지 잃게 되면서 처지게 된다.

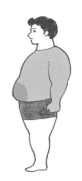

처진 뱃살을 원상복귀 시키려면 복근훈련을 선택하면 된다. 집에서 쉽게 할 수 있는 복근운동으로 레그 레이즈가 가장 적합하다.

다이어트할 때 꼭 하는 요가

다리 및 무릎을 굽혀서 완전히 구부리므로 주로 넓적다리, 허리, 등, 그리고 팔을 가늘고 날씬하게 해 준다. 가늘게 조여진 신체가 되고, 즐겁게 감량되는 것도 매력의 하나이다.

우선 발꿈치를 마주 붙이고 바로 서서 머리 위에서 합장한다. 이때에 양쪽 팔꿈치는
힘차게 팽팽하도록 당긴다.

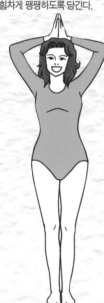

숨을 크게 토하면서 양쪽 무릎을 굽히고, 발끝으로 꿇어앉아서
몸 전체를 발끝으로 받친다. 그리고 숨을 들이쉬면서 1의 자세로
되돌아간다. 이것을 재빨리 반복한다.

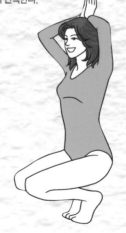

POINT
의식은 허리에 두되, 허리가 조이는 것처럼 생각하면서 한다.
호흡은 웅크릴 때 토하고, 일어설 때 들이쉰다. 이것을 재빠르고 리드미컬하게 한다.
이 자세는 에너지를 다량으로 소비하므로 처음에는 무리하지 않도록 주의하여 조금씩 몇 회 한다.
본격적으로 하려면 100회를 1세트로 하여 매일 아침 실시하나, 초심자들은 10회를 1세트로 하여 3세트씩 시작하는
것이 좋다.

107

튀어나온 뱃살 박살 요가

남성이나 여성을 불문하고 웨이스트라인을 바짝 조운 것은 모습을 아름답게 할 뿐만 아니라 내장의 기능을 활발하게 한다.

양발을 조금 벌리고 서서 양팔을 머리 위로 쭉 뻗는다. 손끝까지 쭉 뻗는다.

숨을 토하면서 윗몸을 오른발 쪽으로 굽힌다.

손바닥을 오른발 쪽으로 약간 향하여 바닥에 닿는다.

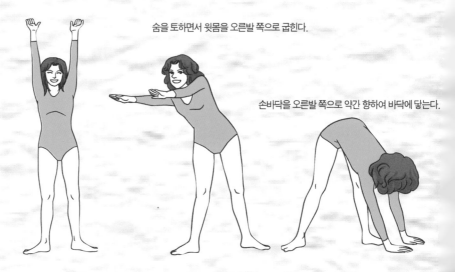

양팔을 바닥에 붙인 채 왼발 쪽으로 미끄러

108

효과직방! 집에서 하는 **지방박살 요가**

여기서 숨을 크게 들이쉬면서 천천히 윗몸을 회전해 일으켜서 1의 자세로 돌아간다.

반대 방향도 같은 요령으로 한다.

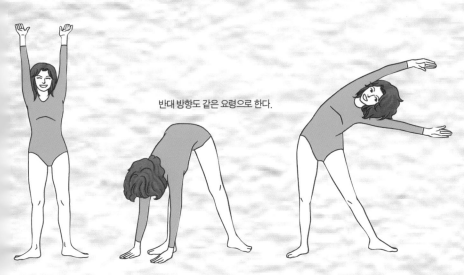

POINT
의식은 처음부터 끝까지 허리에 두되, 좌우에서 허리를 누르고 있는 기분을 갖는다.
윗몸을 회전할 때는 양발을 단단히 고정시켜서 무릎을 뻗은 채 바닥을 쓸어내는 기분으로 한다.
허리가 조여진 모습을 그리면서 즐겁게 행하면 효과적이다.
한 방향으로 한번씩 2세트 한다.

튀어나온 팔툭살 박살 요가

가는 팔 만들어주는 요가
여름이 가까워 올 때 마음에 쓰이는 것은 팔이 굵은 것이다. 각선미처럼 문제되지 않기 때문에 미용의 항목에 들어가는 일은 적겠으나, 여성에게 있어서는 역시 중요한 아름다움의 POINT이다.

끓어앉아 기도하는 자세로 가슴 앞에서 손을 합친다. 숨을 들이쉬면서 힘껏 손바닥을 밀어 누르고(3초), 숨을 토하면서 천천히 힘을 뺀다(3초). 이것을 5회 반복한다.

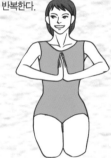

다음에, 손을 그 상태대로 왼쪽으로 가져가서 1과 같은 호흡으로 힘을 주었다 뺐다 하는 동작을 5회 반복한다.

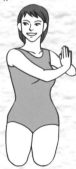

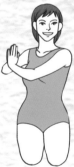

이번에는 손을 오른쪽으로 옮겨서 1의 동작을 5회 반복한다.

POINT
의식은 합친 손바닥에 집중한다.
하루 2세트 한다.

110

군살을 빼주는 요가

군살은 어깨로부터 팔의 윗부분에 걸쳐서, 또는 허리 주위, 배, 넓적다리 등에 지방이 붙어서 모처럼의 몸매가 허물어진다. 이 자세는 다리를 가늘고 길게 하고, 웨이스트를 바짝 조우고, 버스트를 밀어 올리므로 아름다운 몸매를 만드는데 최고의 것이다.

다리를 나란히 하고 바로 서서 왼손을 뒤로 돌리고, 무릎이 구부러지지 않도록 하여 오른손으로 오른발의 엄지발가락을 잡는다.

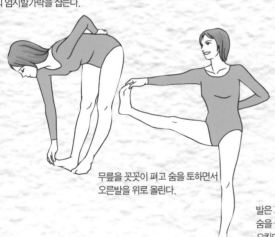

무릎을 꼿꼿이 펴고 숨을 토하면서 오른발을 위로 올린다.

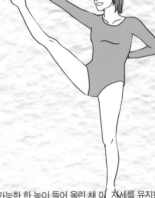

발은 가능한 한 높이 들어 올린 채 이 자세를 유지한다. 숨을 들이쉬면서 천천히 발을 바닥에 붙이고 윗몸을 일으킨다. 다음에 발을 바꾸어 똑같이 한다.

POINT
자신이 백조처럼 아름답고 우아하게 되었다는 모습을 머릿속에 그리면서 자세를 한다.
받치고 있는 발의 엄지발가락에 힘을 주고 장심에 중심을 얹으면 균형이 잡힌다.
양발의 무릎을 굽히지 않도록 하면 각선미가 아름답게 된다.
처음에는 한 손으로 벽이나 의자를 잡고 천천히 발을 높이 든다.
좌우로 두 번씩 한다.

하체 튀어나온 살 박살 요가

아랫배나 둔부 그리고 넓적다리는 지방이 끼기 쉬운 곳이다. 넓적다리의 근육을 조여 붙임으로써 힙을 올려준다.

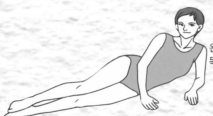

왼편을 아래로 하여 바닥에 옆으로 눕는다. 양쪽 무릎을 똑바로 쭉 뻗어 겹쳐서 왼손과 왼발로 몸을 받친다.

깊은 숨을 들이쉬면서 오른발을 천천히 올리고, 크게 숨을 토하면서 왼발과 직각이 될 만큼 오른발을 앞으로 던져 내민다.

또 숨을 들이쉬면서 오른발을 뒤로 힘껏 멀리 올린다. 숨을 토하면서 1 자세로 돌아가고, 이번에는 몸의 방향을 바꾸어 왼발을 올려서 같은 요령으로 한다. 이것을 1세트로 한다.

POINT
행법 중에는 무릎을 굽히거나 윗몸이 앞으로 넘어지지 않도록 주의하여 어떤 동작도 천천히 한다.
손목과 어깨의 힘을 빼고, 의식을 발끝에 가져가며, 둔부를 위로 끌어 올리듯이 한다.

등 군살 **박살 요가**

어깨에서 등에 걸쳐 군살이 있으면 가슴의 아름다움을 표현할 수 없다. 다리를 강하게 당겨 올림으로써
척추를 자극하고 등의 군살이나 둔부, 배의 지방을 뺄 수 있다.

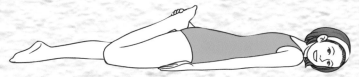

엎드려 누운 자세로 오른쪽 다리를 천천히 구부려서 왼손으로 오른쪽 발목을 잡는다.

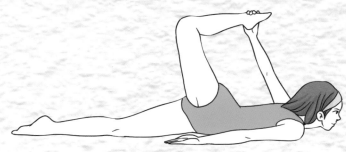

숨을 들이쉬면서 천천히 그리고 될 수 있으면 높이 그 발을 올린다. 발을 잡지 않은 손으
로 적당히 균형을 잡고 턱을 올려서 눈을 한 곳으로 집중한다. 이때에 어깨가 올라가지
않도록 주의한다. 이 자세에서 숨을 토하면서 천천히 1의 자세로 돌아간다. 반대쪽의 다
리도 같은 요령으로 한다.

POINT
의식은 올린 다리의 골반에 집중한다.
교대하여 5회를 1세트로 하고, 하루 3세트 한다.

113

처진 엉덩이살 박살 요가

아름다운 힙은 매력적인 뒷모습을 만든다. 허리를 좌우로 비틀어서 허리의 군살을 빼고, 둔부의 근육이 아래로 처지는 것을 예방한다. 또 탄력성이 있고 팽팽한 아름다운 힙이 된다.

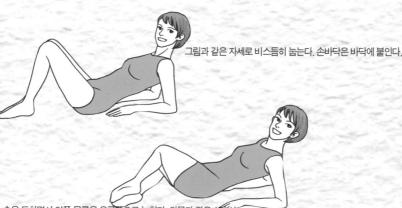

그림과 같은 자세로 비스듬히 눕는다. 손바닥은 바닥에 붙인다.

숨을 토하면서 양쪽 무릎을 오른쪽으로 눕힌다. 윗몸과 팔은 1의 상태대로, 발끝의 위치도 움직이지 않도록 하여 허리를 오른쪽으로 비튼다. 다음에, 숨을 들이쉬면서 천천히 원자세로 돌아간다.

또 숨을 토하면서 허리를 비틀어서 무릎을 왼쪽으로 눕히고, 숨을 들이쉬면서 원자세로 돌아간다.

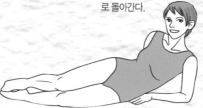

POINT
발을 좌우로 눕힘에 따라 힙이 조여지는 것처럼 머릿속에 그 모습을 분명히 그려 놓고,
의식은 항상 힙에 둔다.
좌우로 2회 반복하고, 〈사해의 자세〉로 30초간 긴장을 푼다. 하루 3세트 한다.

처진 가슴 업 시키는 요가

버스트를 올리는 것은 작은 가슴을 풍만하게 하는 것보다 더 어려운 일이다. 유방을 올리는 가벼운 방법은 〈가슴 지압〉이다. 취침 전에 5~6분간 할 수 있는 간단한 방법이다.

위를 향하여 반듯이 누워서 유방의 아랫부분을 손으로 누르고 숨을 힘차게 6초간 토하면서 손가락 전체로 밀어 올린다. 6초가 지나면 손을 빨리 떼고 천천히 숨을 들이쉰다. 다시 6초간 손으로 눌러서 위로 올린다. 이것은 적은 시간으로도 빠른 효과를 갖게 한다.

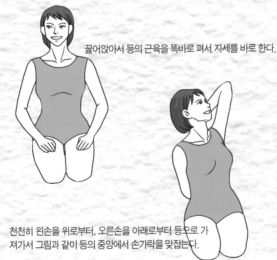

꿇어앉아서 등의 근육을 똑바로 펴서 자세를 바로 한다.

천천히 왼손을 위로부터, 오른손을 아래로부터 등으로 가져가서 그림과 같이 등의 중앙에서 손가락을 맞잡는다.

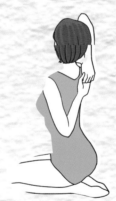

이 자세로 가슴을 힘껏 쭉 펴고 조용한 자연 호흡으로 10초 동안 헤아린다. 이번에는 좌우의 손을 바꾸어서 꼭 같은 요령으로 한다.

POINT
완성 자세에서는 천정을 크게 쳐다보고 가슴을 위로 들어 올리듯이 한다.
몸을 비트는 것이 아니고 위쪽 어깨를 강하게 뒤로 잡아당기는 것처럼 한다.
3회 연속으로 하루 2세트 한다.

115

밥 지을 때 코코넛오일 한 스푼 넣으면 칼로리 60% 떨어진다.

흰 쌀밥 한 공기는 300칼로리 정도 된다. 여기에 찌개나 국, 밑반찬까지 함께 먹으면 한 끼 칼로리 섭취량이 결코 적지 않다. 미국화학학회(American Chemical Society) 학술대회에서 최근 발표된 연구에 따르면 쌀밥에 코코넛오일과 같은 식물성 지방을 더한 다음 냉장고에 넣어 식히면 칼로리가 60% 정도 떨어진다고 발표했다. 그리고 지금은 많은 사람들이 다이어트로 사용하고 있다.

이번 연구를 발표한 스리랑카 화학자들은 다양한 조리법을 연구한 끝에 밥의 칼로리를 대폭 떨어뜨릴 수 있는 방법을 찾았다.

끓는 물에 코코넛오일을 한 티스푼 떨어뜨린 다음 쌀 반 컵을 넣어 40분간 조리해 밥을 짓는다. 그리고 완성된 밥을 12시간동안 냉장고에 넣어 식힌다.

이러한 방법으로 조리한 쌀밥은 일반적인 방법으로 조리한 밥보다 저항성 녹말의 양이 최소 10배 이상 많다. 그리고 이 쌀밥을 섭취하면 평소보다 칼로리 섭취량이 50~60% 정도 떨어진다. 일반적으로 밥 한 공기가 300칼로리 정도 나가지만 이러한 방법으로 만든 밥은 150칼로리밖에 되지 않는다는 것이다. 이와 같은 조리법이 칼로리를 떨어뜨리는 데는 다음과 같은 이유가 있다. 쌀을 끓여 뜨겁게 지은 밥에 든 포도당의 구조는 느슨하다. 하지만 이를 차갑게 식히면 분자들이 단단하게 결합하게 되고, 이 과정에서 효소 저항성이 강해진다. 코코넛오일과 같은 지방은 이러한 분자의 재배열을 더욱 공고히 하는데 도움을 주는 역할을 한다. 그리고 몸에 좋은 박테리아를 늘리는데도 도움이 된다.

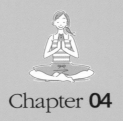

Chapter 04

3주 안에 뱃살을
쏙 빼 볼까요?

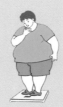

3주 안에 뱃살을
어떻게 뺄까?

내장지방을 가장 빠르게 빼는 음식과 식사 요령이 있다

허리 사이즈나 체지방 등 군살 때문에 고민하는 사람도 많지 않을까. 배 주위에 붙은 내장지방을 줄이기 위해서는 우선 식사를 바꾸는 것이 중요하다. 3주 안에 시원하게 만드는 내장지방을 가장 빠르게 빼는 음식과 운동을 알아보자.

내장지방은 3주 안에 뺄 수 있다. 내장지방은 우리 몸의 영양이 부족하면 에너지로 처음 소비되기 때문에 피하지방에 비해 줄이기 쉬운 지방이다. 내장지방을 줄이기 위해서는 우선 탄수화물에 포함된 당질이나 튀김이나 육류에 풍부한 지질을 자제할 것. 그리고 내장지방을 빼는 음식을 섭취하면 3주 정도면 배 주위가 상쾌해질 것이다.

다양한 뱃살 유형이 있다는 사실은 누구나 알고 있다. 이런 뱃살의 모양은 지방이 많은 음식을 너무 많이 먹어서 생기기도 하고, 붓거나 물이

차 있기 때문에 생기기도 하며, 출산의 결과로 생기는 경우도 있다. 뱃살 유형에 따라 살을 뺄 때는 다른 방법으로 접근해야 한다.

뱃살이 말해주는 것?

많은 사람들은 납작한 배를 가지길 소망한다. 이 목표를 이루기 위해서 어떤 사람은 엄격한 식이요법을 따르고 어떤 사람은 헬스장에서 운동한다. 하지만 어떤 사람들은 이 목표를 달성하지 못한다. 왜일까? 그들의 뱃살 유형에 따라 뱃살을 빼기 위한 다른 접근방식을 사용하지 못했기 때문이다. **최선의 결과를 얻기 위한 뱃살 유형에 따른 올바른 방법을 찾아야 한다.**

뱃살을 빼는 것은 100개의 윗몸일으키기와 굶기만으로 할 수 있는 것이 아니다. 자기 신체에 맞고 쉽게 따라 할 수 있는 효과적이고 덜 힘든 방법들이 있다.

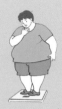

부어오른 뱃살 빼는 방법은?

부어오른 뱃살 빼는 방법은?

이런 뱃살 유형의 주요 특징은 이런 배들이 오후보다는 아침에 더 납작하다는 것이다. 부기는 시간이 지날수록 커지며, 이는 가스의 축적이나 소화불량 때문이다.

이 유형의 뱃살은 과체중과 마른 여성들 모두에게 영향을 미칠 수 있으며, 음식 과민반응, 알레르기, 혹은 영양이 부족할 때 생기는 느린 장운동(sluggish bowels) 과 연관이 있다. 이것에 맞는 방법으로 해야 빠르다.

부어오른 뱃살 어떤 방법으로 뺄까?

이 말은 당신의 위장이 늘 같은 음식(예를 들어서 한 주에 같은 것을 여러 번 먹는 경우)을 먹는 것에 익숙해져 있다면, 그런 음식에 민감한 것인지 알아차리기가 더 어려울 것이다. 가장 흔한 과민반응은 락토스, 효모, 술, 밀 혹은 글루텐 등에 있다. **이런 과민반응이 있는지를 확인하고 싶다면, 붓기를 유발하는지를 분석하기 위해 이런 음식들을 먹는 것을 잠시 멈추면 된다. 어떤 음식들이 문제를 일으키는지 알고 나면, 그다음 단계는 이런 음식들을 식단에서 빼는 것이다.** 또한 장운동이 느리다면, 음식 과민증 치료를 편안한 범위 밖으로 가져와야 한다. 이 말은 다양하고 더욱 편안한 아침 식사를 하거나 또는 모닝커피와 같은 당신이 익숙해져 있는 음식 및 음료들을 섭취하지 않아야 한다는 것이다.

밤늦게 음식을 먹지 않는다. 낮 동안 충분한 양의 물을 마신다. 몸에 좋은 유산균을 섭취해서 장내 세균총이 잘 활동할 수 있게 한다.

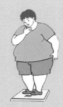

산후 뱃살 빼는 방법은?

산후 뱃살 어떤 방법으로 뺄까?

최근에 출산했다면 (지난 3년내) 아래쪽의 배가 튀어나올 가능성이 있다. 임신 후, 자궁은 가라앉고 더욱 무거워진다. 위장이 원래 자리로 돌아오려면 적어도 6주는 기다려야 하며, 때때로 그 이상이 걸릴 수도 있다.

산후 뱃살 어떤 방법으로 뺄까?

그렇지만 출산 후 바로 다음 날 부터 운동을 시작해야 한다는 뜻은 아니다. 사실 의사들은 운동은 3달 정도는 기다렸다가 시작할 것을 권한다. 또한 임신 기간 동안 늘었던 몸무게에 대해서 계속 생각하지 않아야 한다. 이 기간에 당신이 걱정해야 할 것은 당신과 아이의 건강이다.

약간 더 편해지고 이제 **몸을 관리하고 싶어진다면, 지방을 태우고 음식에서 찾을 수 있는 필요한 호르몬의 생성을 줄여주는 생선 오일 보충제를 섭취할 것을 권한다.** 또 다른 옵션으로는 아보카도, 연어, 치아 씨에 들어있는 좋은 지방산을 섭취하는 것이다. 이런 유형의 산은 몸에 수많은 영양분을 제공하며, 피로를 풀어주고 비타민 섭취를 돕는다.

배를 더 강하게 하려면 배 운동이 아닌 골반운동을 해야 한다, 왜냐하면 배 운동은 이미 좋은 상태에 있는 근육을 위한 운동이기 때문이다. 가장 잘 알려진 **골반 운동으로는 케겔 운동이 있다.** 출산 후에, 우리의 골반 근육은 분리되어 있어서 꼭 회복을 시켜야 한다.

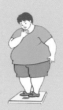

하복부 뱃살
어떤 방법으로 뺄까?

하복부 뱃살 어떤 방법으로 뺄까?

이것은 많은 일을 해야 하는 직업이나 바쁜 엄마의 역할을 하는 여성들에게 일반적으로 보이는 뱃살의 유형이다. 체육관에서 운동하거나 다이어트를 하지만 항상 똑같은 운동을 반복하거나 같은 음식을 먹는 여성들은 하복부 뱃살이 나오는 경향이 있다. 몸의 다른 부분은 괜찮아 보이지만, 하복부의 뱃살이 몸의 실루엣을 망친다.

하복부 뱃살 빼는 방법은?

이런 유형의 뱃살과 관련이 있는 나쁜 습관은 지나친 배 운동 루틴이나 늘 스피닝을 하는 것 같은 바뀌지 않는 루틴이다. 이런 운동은 엉덩이, 팔, 다리의 지방을 태우지만, 뱃살은 아니다. 게다가 이 하복부의 뱃살을 없애기 위해서는

좋은 영양분 섭취가 필수다. 이것은 변비나 복부 팽만도 막아줄 것이다.

더 많은 녹색 채소, 미정제 곡식, 과일을 먹는다. 배 운동 대신 팔굽혀펴기나 저항운동을 한다. **근력과 유산소 운동이 합쳐져 있는 서킷 운동을 시작한다.** 예를 들어서 스쿼트를 하거나 줄넘기를 할 수 있다.

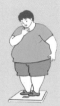

스트레스성 뱃살

어떤 방법으로 뺄까?

스트레스가 왜 뱃살의 원인이 될까?

스트레스가 쌓이면 단 것이 먹고 싶어지는 사람도 많지 않을까? 사람은 단 음식에 포함된 당질을 섭취하면 '세로토닌' 이라는 마음을 평온하게 유지하는 호르몬이 분비되는 것으로 알려져 있다. 그래서 스트레스를 받으면 뇌는 무의식적으로 단 것을 원한다. 배가 고프지 않은데 단 것이 먹고 싶어지는 것은 이 작용이 관계되어 있다. 그 밖에도 스트레스를 받으면 정크푸드나 튀김 등 기름진 음식을 먹고 싶어지는 것은 코르티솔이라는 호르몬의 소행이다. 코르티솔은 스트레스로부터 몸을 보호해 주지만 과도하게 분비되면 기름기나 단 것을 먹고 싶어져 내장지방이 쌓이는 원인이 된다.

사무실에서 오랜 시간 동안 컴퓨터 앞에 앉아서 간식을 먹는 것은 여러 가지로 건강에 해롭다. 이런 생활의 안 좋은 점 중 하나는 배에 지방이 축적된다는 것이다. 이런 뱃살의 유형은 횡격막에서 배꼽까지 이르는 부위에 단단하고 눈에 잘 띄는 붓기로 구분이 된다. 우리가 먹는 건강에 좋지 않은 음식들뿐만 아니라 배 주위에 지방의 축적을 하게 만드는 코르티솔이라는 호르몬의 생성 때문이다.

스트레스성 뱃살 빼는 방법은?

카페인을 너무 많이 섭취한다면, 혹은 패스트푸드를 자주 먹고 정해진 시간에 음식을 먹지 않으면, 이런 뱃살 유형이 생길 가능성이 높다. 이것을 예방하기 위한 **한 가지 방법은 더 많이 쉬는 것인데, 휴식이 몸을 통제하는 데 도움이 되고 불안감이 줄어들면서 더 적게 먹게 되기 때문이다.**

견과류 같은 영양가 많은 음식을 먹음으로써 탈진과 같은 증상을 줄일 수 있다. 마지막으로, 하루 2잔으로 커피 섭취를 줄여야 하며 **유산소 운동 대신 요가나 공원 산책과 같은 더욱 휴식이 되는 운동**을 해야 한다.

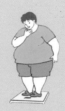

내장지방이 쌓이는 원인을 알아
야 뺄 수 있다

내장지방이 쌓이는 원인은?

내장 지방은 식사에 의한 먹는 칼로리가 운동이나 기초 대사에 의한 소비 칼로리를 웃돌면 붙기 쉬워진다. 위에서 이야기 한 것처럼 몸속에서 사용되지 않고 남은 당질이나 지질이 내장지방으로 축적이 된다. 몸을 움직일 기회가 줄어들고 섭취 칼로리만 늘어나면 내장 지방은 점점 쌓이게 된다.

배 주위가 신경 쓰이는 사람 중에는 운동하는데 내장지방이 신경 쓰인다는 사람도 있다. 식사의 양이 너무 많아서 소비 칼로리가 섭취 칼로리를 상회하고 있는 것일지도 모른다. 무심코 섭취 칼로리가 많아지는 이유로는 다음과 같은 습관을 들 수 있다.

수면 부족이 왜 뱃살의 원인이 될까?

 수면 부족이 계속되고 있는 사람은 폭음 폭식하기 쉬워진다. 하루 수면 시간이 5시간 이하인 사람은 피로를 푸는 데 필요한 수면을 취하고 있지 않다. 수면시간이 짧으면 당연히 활동시간이 길어진다. 뇌가 그만큼 에너지가 필요하다고 판단해 식욕을 증진시키는 호르몬 그렐린을 분비시킨다. 식욕을 억제하는 렙틴 분비가 감소시키기 때문이다. 이 두 호르몬의 작용으로 인해 먹는 것을 억제하지 못하고 칼로리 섭취량이 증가하게 된다.

수면 부족 뱃살은 햇빛을 자주 보고 규칙적인 수면과 운동이 필요하다.

음료가 왜 뱃살에 원인이 될까?

 달콤한 음료를 끊을 수 없다. 단 음료도 식욕을 증진시키는 원인이 된다. **500ml의 달콤한 페트병 음료에는 각설탕 15~20개 분량의 당분이 들어 있다.** 액체 상태로 체내에 들어가므로 케이크나 화과자 등 고형물과 달리 흡수 속도가 빨라 혈당치가 급격히 상승한다. 그 후 호르몬의 작용으로 혈당이 급강하하게 되면 뇌가 당을 탐내고 점점 단 것이 먹고 싶어지는 악순환으로 이어지게 되고 이렇게 달콤한 음료를 너무 많이 섭취하는 것은 내장 지방 축적과 직결된다.

 콜라 등 달콤한 탄산음료 외에 과실 100% 주스나 달콤한 맛이 난 투명한 음료에도 많은 양의 설탕이 들어 있다. 내장지방을 모으지 않기 위해서라도 마시는 것은 삼가는 것이 좋다.

칼로리 소비량이 줄어도 뱃살이 나올까?

 칼로리 섭취량이 증가하는 것 이외에 소비량이 줄어드는 것도 내장지방이 붙기 쉬운 원인이 된다. 식사 제한을 하고 있을 텐데 좀처럼 내장지방이 줄지 않는 것은 다음과 같은 일상생활에 이유가 있을지도 모른다.

생활 속에서 움직이는 시간이 적으면 뱃살?

 하루 칼로리 소비량 중 가사나 출퇴근 등 일상 동작에 따른 소비 칼로리는 약 30%로 큰 비중을 차지하고 있다.

 당연하지만 생활 속에서 움직일 기회가 줄어들수록 근육이 쇠약해져 간다. 근육량이 많을수록 내장지방이 타기 쉬워지기 때문에 움직이지 않고 에너지 절약으로 지내는 것과 의식하고 활동적으로 지내는 것 사이에는 내장지방이 잘 붙기 때문에 큰 차이가 생긴다. 다음과 같은 생활을 하고 있는 사람은 소비 칼로리가 적을 가능성이 있다.

장시간의 컴퓨터나 책상에서 일을 하고 있다.
집에 돌아오면 바로 뒹굴뒹굴 잔다.
자세가 나쁘다.
계단을 사용하지 않는다.
의자에 앉을 때는 등받이에 기대어 앉는다.
약간의 거리라도 걷지 않고 다른 이동수단으로 이동하다.

노화나 폐경도 왜 뱃살의 원인이 될까?

남녀 모두 30대 후반부터 기초 대사가 확 떨어진다. 기초대사는 가만히 있어도 소비되는 에너지를 말한다. 아무것도 하지 않으면 누구나 노화에 따라 칼로리 소비가 줄어들고 내장지방이 붙기 쉬워진다. **여성은 폐경 후 내장지방이 늘어난다. 여성은 폐경 후 여성호르몬인 에스트로겐이 감소함으로써 내장지방이 연소되기 어려워진다.** 또한 식욕을 억제하는 호르몬 분비가 줄어들어 과식에서 내장지방이 쌓이기 쉬워진다. 여성이 50대 이후가 되면 통통하게 배가 눈에 띄게 되는 것은 이런 호르몬 균형의 흐트러짐과 관련이 있다.

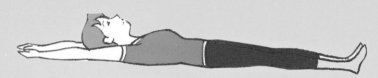

팔과 다리를 쭉 펴고 바닥에 최대한 허리를 편편하게 붙인 후
호흡을 깊게 들이 마신다.

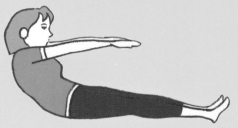

자세를 유지하면서 팔을 앞으로 꼿꼿하게 편 체 복부에 힘을 주고 상체를 그대로 들어 올린다.

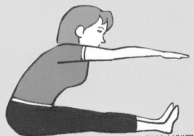

허리를 최대한 숙여 손끝이 발끝을 향하게 하여 상체를 숙인 상태로
20초간 정지 한다.

효과 직방!
뱃살을 박살내는 **필라테스 운동**❷

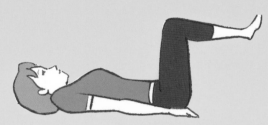

다리를 직각으로 접은 후에 들어올린다.
이때 복부에 힘을 줘서 직각으로 올린 다리를 10초간 유지한다.

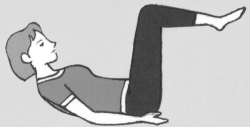

머리와 어깨를 들어 올린다.
이때에 직각으로 구부린 다리가 흐트러지지 않도록 주의한다.

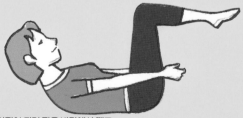

안정이 되면 팔을 바닥에서 떼고
자세가 흐트러지지 않도록 복부에 힘을 준 채 20초간 정지한다.

효과 직빵 뱃살을 박살내는 필라테스 운동

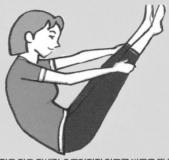

몸을 V자로 접은 다음 자세가 흐트러지지 않도록 발목을 꽉 잡고
10초간 자세를 유지한다.

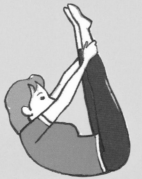

자세를 유지하면서 등을 서서히 바닥에 붙일 수 잇도록
상체를 서서히 뒤로 보낸다.

효과 직빵!
뱃살을 박살내는 **필라테스 운동**④

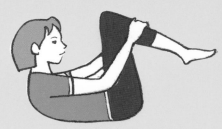

누운 자세에서 고개를 들어 올리고 다리를 접어 배에 붙인 후
양팔로 다리를 꽉 잡는다.

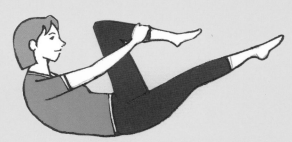

어깨를 약간 세워 한쪽 발목을 두손으로 잡아 복부로 끌어 당긴다.
나머지 한쪽 다리는 45도 각도로 올린다.

효과 직빵!
뱃살을 박살내는 **필라테스 운동**⑤

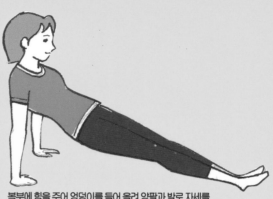

복부에 힘을 주어 엉덩이를 들어 올려 양팔과 발로 자세를
20초간 유지한다.

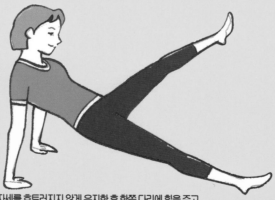

자세를 흐트러지지 않게 유지한 후 한쪽 다리에 힘을 주고
다른 한쪽 다리를 하늘을 향해 들어올린다.

효과 직빵!
뱃살을 박살내는 **필라테스 운동**⑥

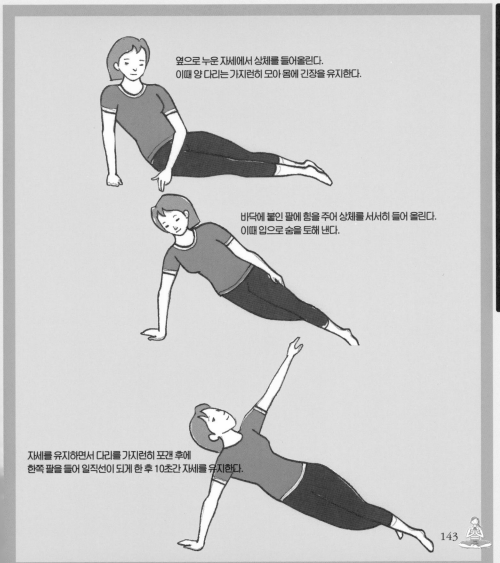

옆으로 누운 자세에서 상체를 들어올린다.
이때 양 다리는 가지런히 모아 몸에 긴장을 유지한다.

바닥에 붙인 팔에 힘을 주어 상체를 서서히 들어 올린다.
이때 입으로 숨을 토해 낸다.

자세를 유지하면서 다리를 가지런히 포갠 후에
한쪽 팔을 들어 일직선이 되게 한 후 10초간 자세를 유지한다.

143

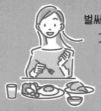

왜 열심히 운동해도 살 안 빠질까?
다이어트 성공하는 방법

벌써 6개월째 매일 1시간가량 걷기와 달리기를 한다. 그런데 체중은 줄어들 기미가 보이지 않는다. 왜 그럴까? 매일 같은 강도로 동일한 동작을 반복하면 운동 효과는 떨어진다. 몸이 편안함을 느낀다면 더 이상 운동 효과가 나타나지 않는다고 생각하면 된다. 잘못된 식사습관도 다이어트 실패 원인이다.

◆운동 목적이 체중 감량 이라면 공복 운동

식사 전 운동이 체내 지방을 태우는 데 더 효과적이다. 식사를 하지 않아 저혈당 상태일 때 운동을 하면 혈당 대신 체지방을 에너지로 소모하는 비율이 높아진다. 단, 공복 운동을 하면 운동 직후 공복감이 심해 과식을 할 수 있어 주의해야 한다. 과식을 막으려면 운동 후 1~2시간이 지나서 식사하는 게 좋다. 이때가 신진대사율과 열량 흡수율이 낮아 살이 덜 찐다.

◆백색 지방이 갈색화 하는 자외선 노출

뜨거운 햇살 아래에서 야외 활동을 하고 나면 식욕은 늘지만, 의외로 체중이 늘지 않는다. 그 궁금증을 국내 연구진이 세계 최초로 발견했다. 연구 결과 자외선에 노출된 쥐들은 피하지방에서 분비되는 식욕억제 호르몬인 렙틴의 발현이 감소하고, 이로 인해 식욕이 활성화 돼 음식 섭취량이 증가하는 것으로 나타났다. 그러나 식욕이 늘어났음에도 자외선 노출군의 체중은 대조군 대비 증가하지 않았다.

◆아침에 고단백질 위주로 섭취해야

아침에 고단백 식품을 먹으면 하루 섭취량을 줄여 다이어트 효과도 볼 수 있다. 고단백 식품은 포만감이 오래 가 과도한 식욕을 줄이는 데 도움이 되기 때문이다. 고기를 포함한 고단백 식품은 아침에 먹는 게 좋다. 근육을 효과적으로 늘릴 수 있다. 고기를 먹을 때는 동물성 단백질과 필수 아미노산이 풍부한 다리 살이나 안심 등 근육이 많고 지방이 적은 부위가 좋다.

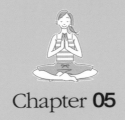

Chapter 05

3주 안에 뱃살을 쏙 빼 볼까요?

무엇을 어떻게 먹을까?

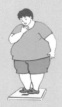

3주 안에 뱃살을 쏙 빼 볼까요?
무엇을 먹을까?

내장지방을 가장 빠르게 빼는 음식을 알아보자!

설명 드린 것처럼 내장지방은 피하지방보다 쉽게 뺄 수 있는 지방이다. 내장지방을 빼기 위해 손쉬운 것은 식사 내용을 바꾸는 것이 최고이다. 운동도 물론 중요하지만 운동에서의 소비 칼로리를 늘리는 것보다 우선 식사를 재검토하여 섭취 칼로리를 줄이는 것이 대처하기 쉬울 것이다. 다음부터 내장지방을 가장 빠르게 빼주는 음식을 알아보자.

내장지방 막는 푸른 생선

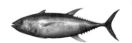

멸치나 꽁치, 고등어 같은 등 푸른 생선에는 오메가3 지방산이라고 불리는 몸에 좋은 기름이 풍부하게 들어 있다. **오메가3 지방산은 너무 많이 섭취한 영양이 내장지**

방으로 변하는 것을 막는 작용이 있다. 또 체온을 올리거나 혈액순환을 좋게 하는 기능이 있어 대사 향상에도 효과적. 열에 약하기 때문에 생선구이나 튀김보다 날것으로 먹는 것이 좋다.

당질, 지질을 연소하는 계란

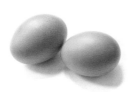

계란은 당질과 지질을 연소시켜 에너지로 바꾸는 비타민B가 풍부하다. **계란에 많이 들어 있는 지질은 식욕을 억제하는 인크레틴이라는 호르몬의 재료가 된다.** 과식을 막아줄 뿐만 아니라 내장지방 축적을 막고 연소하는 작용도 있다.
단백질을 섭취한다면 역시 계란이다.

근육 늘리고 대사 올려주는 닭가슴살

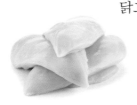

닭고기에는 내장지방 연소를 돕는 아르기닌이라는 아미노산이 포함되어 있다. 또한 **닭고기는 근육량을 유지하는 데 필요한 단백질을 많이 함유하고 있다. 근육이 늘어나면 대사가 올라가 살이 빠지기 쉬운 몸으로 바뀐다.** 닭고기 중에서도 닭가슴살이 칼로리와 지질이 적어서 좋다.

내장지방을 에너지로 바꿔주는 소 살코기

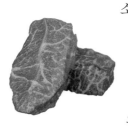

소 살코기에는 **지질을 대사해 주는 아미노산인 'L-카르니틴'이 포함되어 있다. 내장지방을 연소시켜 에너지로 바꿔주는 성분으로 마른 체질을 만들어 준다.** L카르니틴은 체내에서 만들 수 있지만 나이가 들면서 만들어지는 양이 줄어들기 때문에 음식부터 섭취하는 것이 좋다.

그 밖에도 미각을 정상적으로 만들어주는 아연도 풍부하다. 아연을 섭취함으로써 싱거워도 만족할 수 있게 되어 조미료에 포함된 당질의 과다 섭취를 방지할 수 있다.

내장지방 때문에 유입되는 것을 방지하는 두부

두부와 낫토 등의 대두 제품은 장에서 분해되어 에쿠올이라는 성분이 된다. **에쿠올은 내장지방 때문에 들어가는 것을 막는 여성호르몬 에스트로겐과 비슷한 작용을 한다. 에스트로겐은 나이가 들면서 분비가 줄어들기 때문에 에쿠올을 늘리**

149

기 위해서라도 콩 제품을 섭취해서 보충한다. 에쿠올은 여성뿐만 아니라 남성의 내장 지방에도 효과적이다.

당질과 지질 흡수를 억제하는 바나나

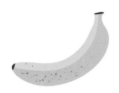

바나나에는 **내장지방 때문에 침투하는 것을 방지하는 식이섬유가 풍부하다. 내장지방의 원인이 되는 당질과 지질의 흡수를 억제해 준다.** 또 수면에 빠질 수 없는 트립토판이라는 아미노산도 많이 함유하고 있다. 수면의 질이 개선되면 과식이 줄어들고 내장지방의 감소로 이어진다.

기초대사 올리고 지방 태우는 다시마

다시마는 기초대사를 올려주는 요오드가 풍부. 기초대사가 올라감으로써 내장 지방이 효율적으로 연소된다. **다시마의 누름 성분 알긴산과 후콕산틴은 당질과 지질의 흡수를 억제해 주는 효과도.** 또한 감칠맛 성분인 글루타메이트는 내장지방 축적을 억제하는 작용이 있다.

내장지방 분해 효소 풍부한 오이

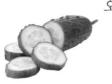

오이는 내장지방을 분해하는 효소 포스포리파아제가 많이 들어 있다. **당질과 지질 흡수를 억제하는 식이섬유도 풍부해 내장지방이 쌓이는 것을 막아준다.** 오이는 칼로리가 낮기 때문에 입이 심심할 때 간식으로 딱 맞는 재료이다.

혈당 상승 완화하는 토마토

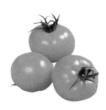

토마토에 포함된 리코핀은 혈당치 상승을 완화시켜 내장지방 축적을 막는 작용이 있다. **리코핀은 가열함으로써 흡수율이 상승.** 열에 강하기 때문에 생보다 삶거나 구워 먹으면 더욱 다이어트 효과를 기대할 수 있다.

스트레스로 인한 과식을 방지하는 녹차

녹차에 많이 들어 있는 카테킨과 카페인은 내장지방을 막는 작용이 있다. 또 **릴렉스 효과가 있는 테아닌이라는 성분이 스트레스로 인한 과식을 방지한다.**

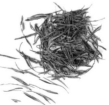

운동 중 지방 연소에 효과적인 식초

식초의 주성분인 **아세트산은 내장지방의 생성을 억제하여 연소시킨다.** 식초를 마실 거면 운동 전을 추천한다. 식초에 많이 포함된 아미노산은 운동 중 지방 연소와 지구력 향상에 도움이 된다. 구연산도 많이 함유되어 대사를 촉진하고 피로를 회복하는 효과도 있다.

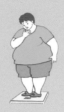

3주 안에 뱃살을 쏙 빼 볼까요?

먹고 싶은 만큼 먹으면서
뱃살을 빼주는
30kcal 내외의 레시피

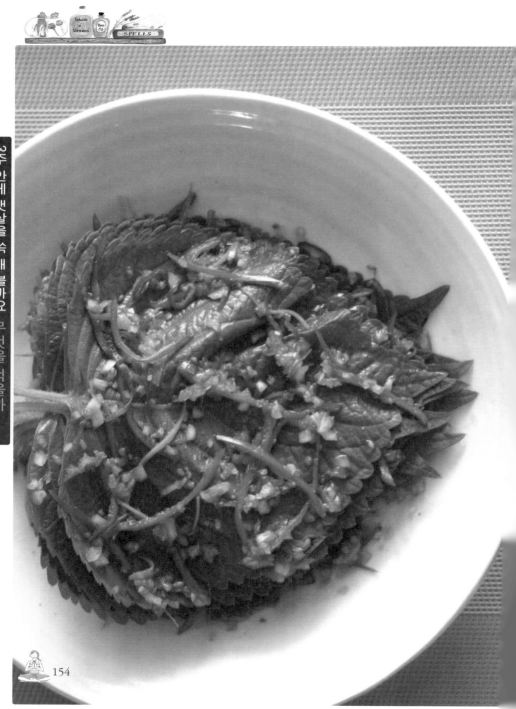

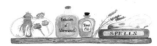

깻잎김치

●준비할 재료 ●

깻잎 50장정도, 당근 약간, 양파 1개, 풋고추 3개, 홍고추 3개
[양념장 재료] 간장 5숟가락, 매실 액 1숟가락, 맑은 젓국 1숟가락, 설탕 1/2숟가락, 다진마늘 1/2숟가락, 들기름 1숟가락,
갈아놓은 깨 1숟가락

●조리순서Steps ●

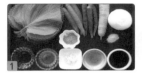

재료를 준비한다. 깻잎은 깨
끗이 씻어 물에 10분정도 담가
놓는다.

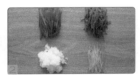

당근은 채 썰고, 양파는 다져
주고, 고추는 반으로 잘라 씨
를 털어내고 채 썰어 준다.

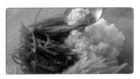

준비된 양념장을 넣는다.

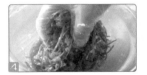

준비된 양념들과 함께 잘 버
무려 준다.

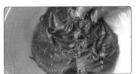

깨끗이 씻은 깻잎을 한 장 한
장 양념을 발라서 재어놓으신
다음 깻잎 숨이 죽으면 드시
면 된다.

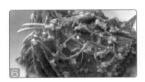

그릇에 담아내면 된다.

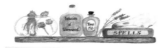

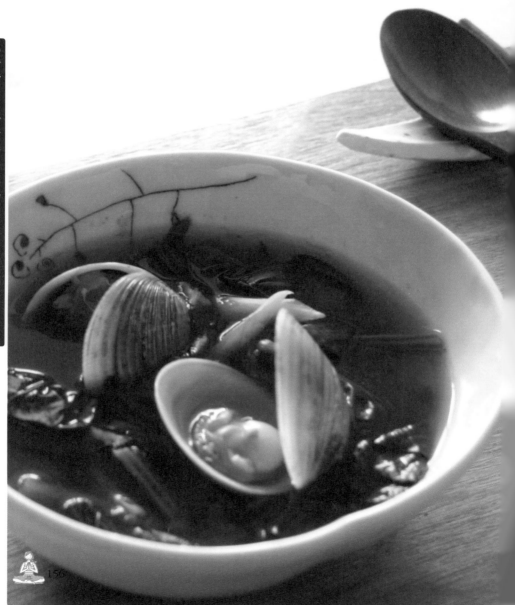

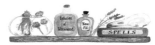

시금치된장국

●준비할 재료 ●

시금치 반단, 조개 10개 정도, 된장3큰술, 파1줄기, 물, 다진마늘 1큰술, 간장, 고춧가루

●조리순서Steps ●

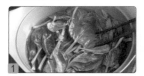

시금치는 끓는 물에 30초만 데친다.(그 다음에 빼서 접시에 놓아둔다)

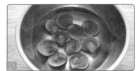

조개는 진한 소금물에 넣어놔서 모래를 토하게 하시고 조갯살만 샀다면 깨끗하게 씻어준다.

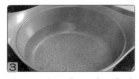

파는 쪽파로 사고, 깨끗이 씻어서 어슷어슷하게 썰어 놓고 냄비에 물을 자작하게 붓고 물을 끓인다.

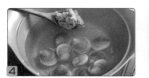

물이 끓기 시작하면 조갯살을 넣고 약 30초간을 끓인 후 된장을 풀어주고 마늘을 넣어준다.

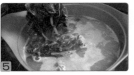

마늘이 익으면 시금치를 넣는다.

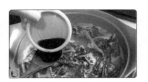

시금치가 익을 때까지 조금 더 끓인 뒤 국간장으로 간을 봐 준다.

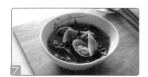

고춧가루를 한 큰술 넣어서 다시 한 번 살짝 끓이면 완성된다.

157

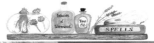

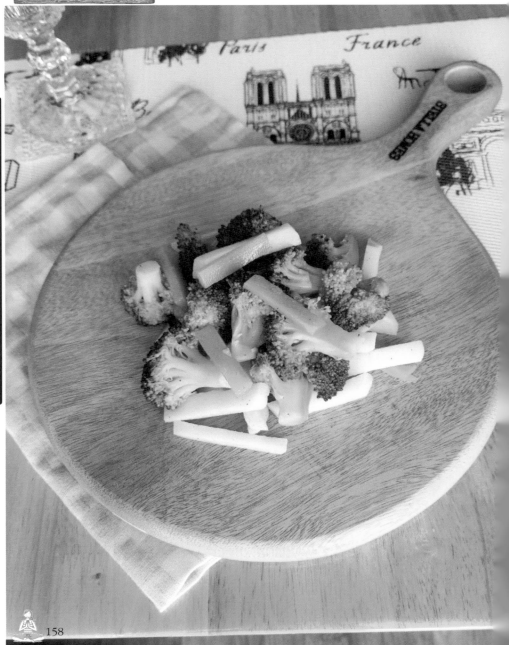

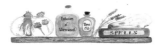

브로콜리 감자채볶음

●준비할 재료●

감자 2개, 브로콜리 1/2개, 소금, 후추, 올리브유, 참깨 약간

●조리순서 Steps●

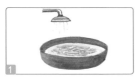

1 감자의 껍질을 깎아준다. 먹기 좋은 크기로 채를 만들어 주고 찬물에 한번 헹구어 전분기를 없애준다.

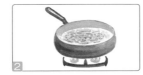

2 감자를 10분정도 삶아준다. 삶아진 감자는 체에 건져 물기를 제거해 준다.

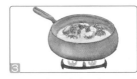

3 브로콜리도 한입크기로 손질 할 뒤 15초 정도 살짝 데쳐준다.

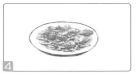

4 삶은 감자와 데친 브로콜리를 한곳에 담고 소금과 후추를 뿌리고 올리브유를 한 큰술 정도 둘러준다.

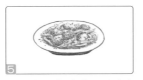

5 그릇에 담아 참깨를 뿌리면 완성된다.

Tips 당근을 넣어도 좋다.

159

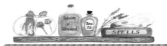

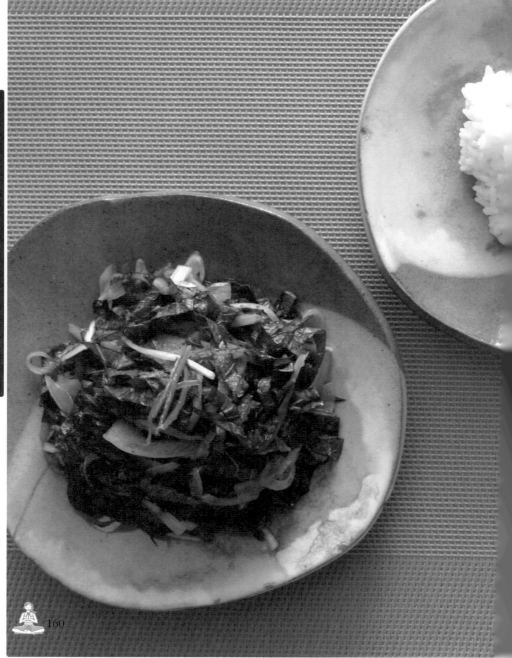

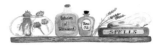

깻잎생채

●준비할 재료 ●

깻잎 20장, 양파 1/2개, 생채 양념(고춧가루 1/2작은술, 소금 1/2작은술, 설탕 약간, 깨소금 2작은술, 참기름 1작은술)

● 조리순서 Steps ●

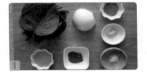

재료를 준비한다.

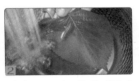

깻잎은 흐르는 물에 깨끗이 씻어 건져 물기를 뺀다.

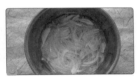

양파는 곱게 채 썬 뒤 헹궈 건져 매운맛을 뺀다.

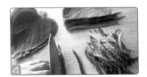

물기 뺀 깻잎을 가지런히 모아 반으로 자른 후 0.5cm 폭으로 썬다.

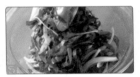

분량의 재료로 양념장을 만들어 양파와 깻잎을 넣고 살살 버무린다.

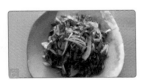

그릇에 담아내면 된다.

161

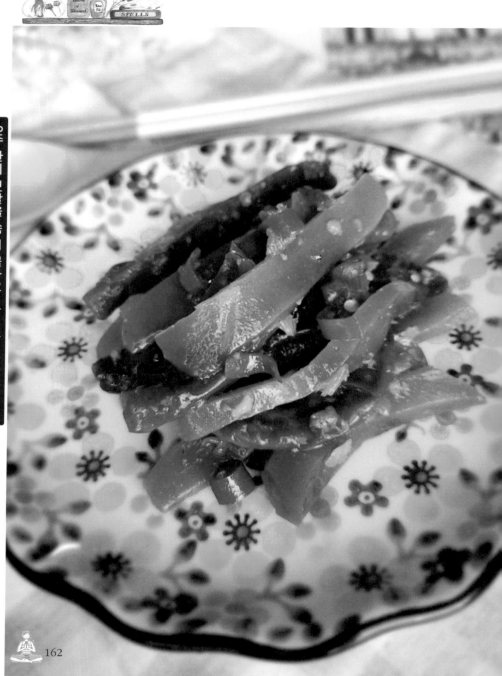

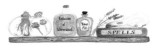

꽈리고추 곤약조림

●준비할 재료●

곤약150g, 꽈리고추150g

[양념재료] 다진마늘 1티스푼, 멸치가루 1큰술, 생강가루 반찻술, 맛술 1큰술반, 양조간장 2큰술, 후추 약간, 참기름 1티스푼, 통깨 1티스푼, 홍고추 조금, 대파줄기1/3대, 식용유 1티스푼, 물 1/3컵, 소금 1큰술, 식초 1티스푼, 물엿 2큰술

●조리순서Steps●

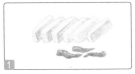

1
곤약은 원하는 모양으로 썰고 고추는 꼭지를 따놓는다.

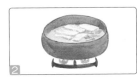

2
꽈리고추와 곤약은 소금물에 데쳐준다. 곤약을 데칠 때는 식초조금 넣어서 곤약의 고릿한 냄새를 제거 한다.

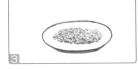

3
준비된 양념은 참기름과 통깨만 놔두고 모든 양념은 잘 섞어 놓는다. 곤약과 꽈리고추를 소금물에 데치기 때문에 간을 조금 적게 해야 짜지 않다.

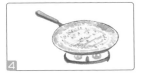

4
식용유를 두를 팬에 곤약을 볶아주다가 만들어 놓은 양념 반 정도를 넣어 먼저 간을 들인다.

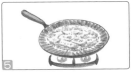

5
곤약에 간이 들면 데쳐놓은 꽈리고추도 넣고 나머지 양념을 모두 넣고 물 조금만 더 넣고 자글자글 조린다.

6
양념이 모두 졸이면 홍고추와 깨소금, 참기름을 넣고 마무리한다.

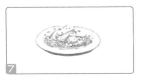

7
보기 좋게 담아내면 꽈리고추 곤약조림 만들기 완성이다.

Tips 탱글한 식감이 좋고 칼로리가 낮아 다이어트 식품으로 많이 섭취한다.

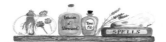

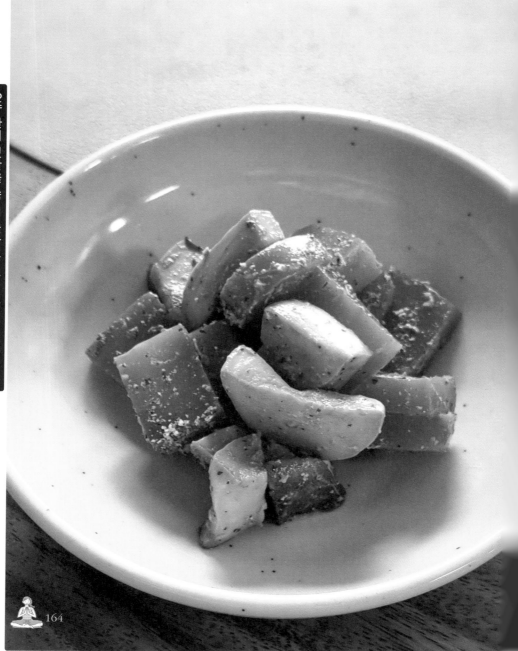

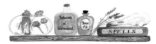

새송이버섯 곤약조림

● 준비할 재료 ●

새송이버섯 300g, 곤약 255g
[양념재료] 들기름 1큰술, 간장 2큰술, 굴소스 1티스푼, 꿀 1큰술, 들깨가루 1큰술

● 조리순서 Steps ●

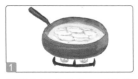

1 곤약은 먹기 좋은 크기로 썰어서 끓는 물에 식초 한 스푼 넣고 데쳐준다.

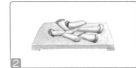

2 곤약 데치는 동안 새송이버섯을 씻어서 곤약과 비슷한 크기로 썰어준다.

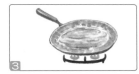

3 곤약이 데쳐지면 건져낸 후, 프라이팬에 곤약과 들깨가루를 뺀 나머지 양념재료를 강불에 모두 넣는다.

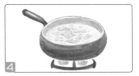

4 곤약에 색이 살짝 들기 시작하면서 바닥에 양념이 아직 남아있을 때 약불에서 요리를 한다.

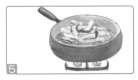

5 썰어둔 버섯을 넣고 불을 줄여 함께 볶아준다.

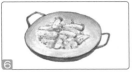

6 버섯에서 나온 물이 다시 날아가기 시작해서 적당히 촉촉한 상태가 되면 불을 끄고 들깨가루를 넣어 섞어주면 된다.

Tips 들깨가루를 넣기 전과 후의 맛이 천지차이다. 들깨가 없으면 참깨나 후추를 넣어도 된다.

165

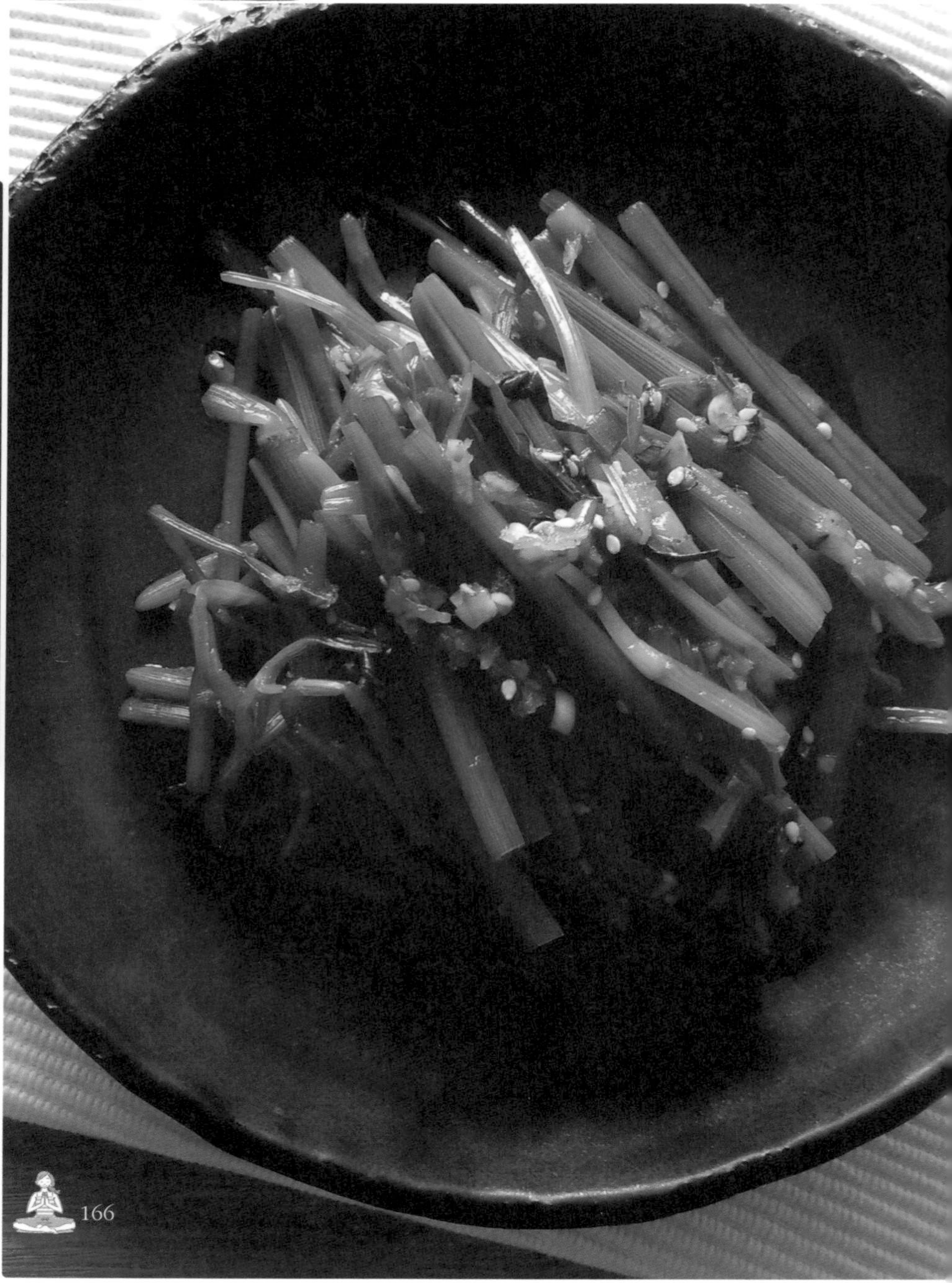

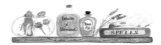

미나리 무침

[주재료] 미나리 300g.
[무침장 재료] 진간장 1큰술, 다진파 1작은술, 다진마늘 1작은술, 설탕 1작은술, 깨소금 1작은술, 참기름 1큰술, 소금 약간

●조리순서steps ●

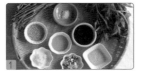

재료를 준비해서

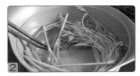

미나리를 끓는 소금물에 넣고 살짝 데쳐 헹군다.

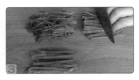

헹군 미나리는 물기를 꼭 짜고 5cm정도의 길이로 썰어준다.

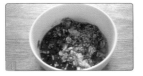

볼에 무침장을 미리 섞어둔다.

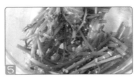

미나리를 넣고 살살 무친다.

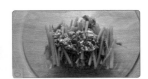

그릇에 담아낸다.

3주 안에 뱃살을 쏙 빼 볼까요 무엇을 먹을까

167

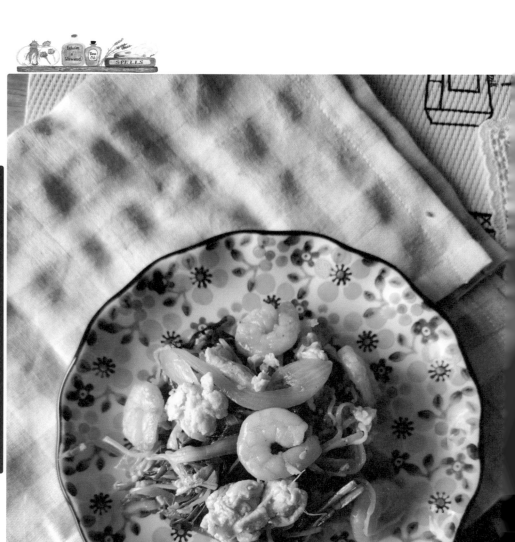

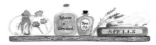

숙주새우달걀볶음

●준비할 재료●

숙주 2~3줌, 달걀 1~2개, 새우 10~12마리, 양파 1/2개, 청양고추 1~2개, 쪽파 1줌
[양념재료] 굴소스 2큰술, 간장 1~1.5큰술, 다진마늘 1큰술, 참기름 0.5큰술, 후추 약간, 통깨 약간
[새우밑간재료] 청주 1큰술, 소금 조금, 후추 조금

●조리순서Steps●

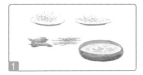

1 숙주는 깨끗이 씻어 준비하고 양파, 청양고추, 쪽파는 적당한 크기로 썰어준다. 달걀은 잘 풀어서 준비해 놓는다.

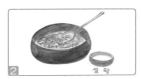

2 분량의 양념장을 모두 잘 섞어 준비해준다.(단맛을 위해 설탕이나 올리고당 살짝 추가해도 좋다)

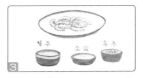

3 새우는 청주 1큰술, 소금, 후추를 조금씩 넣어 버물버물 해준다.

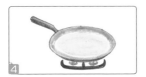

4 팬에 기름을 두르고 약불에서 달걀물을 부어 스크램블을 만들어 주고 살짝만 익힌 후 접시에 따로 담아둔다.

5 스크램블 만든 팬에 그대로 기름을 조금 추가하고 양파 넣고 약 1분간 센불에서 볶아준다.

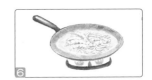

6 그 다음 새우를 넣어 약 4~5분간 새우가 익을 때까지 볶아준다.

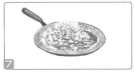

7 새우가 익으면 숙주를 듬뿍 올리고 양념장을 넣어준다.
만들어둔 스크램블 에그, 대파, 청양고추를 넣어 약 1~2분간 뒤적거리다 불을 끄주면 완성된다.

Tips 숙주의 아삭함이 살아 있도록 숙주를 넣고 너무 오래 볶지 않는 것이 중요하다.

169

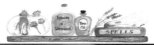

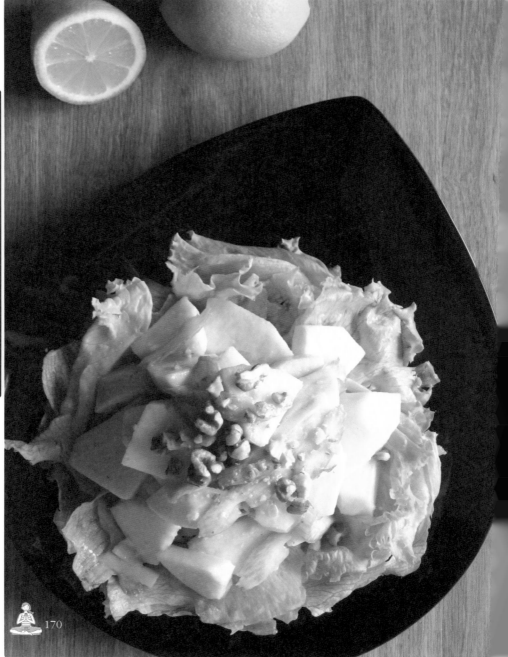

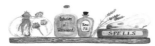

사과 양상추 호두 샐러드

●준비할 재료 ●

사과 2개, 샐러리 50g, 양상추 100g, 호두 적당량
[소스재료] 요구르트 적당량, 레몬 1/3개, 케첩 적당량, 마요네즈 적당량, 소금약간

●조리순서 Steps ●

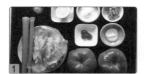

재료를 준비 한다.

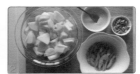

사과는 껍질째 깨끗하게 씻어
서 1cm주사위 모양으로 썰어
준다.

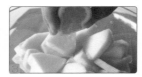

썬 사과에 레몬을 즙내서 뿌
려준다.

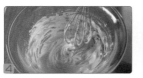

샐러리는 적당한 크기로 자르
고 소스를 만들어 준비 한
다.(취향에 따라 시판용 드레
싱을 구입하여 사용하면 좋
다)

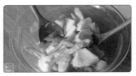

볼에 준비한 재료를 다 넣고
버무린다.

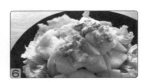

접시에 양상추를 밑에 깔고
버무린 사과샐러리를 얻고 호
두를 위에 놓는다.

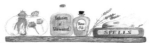

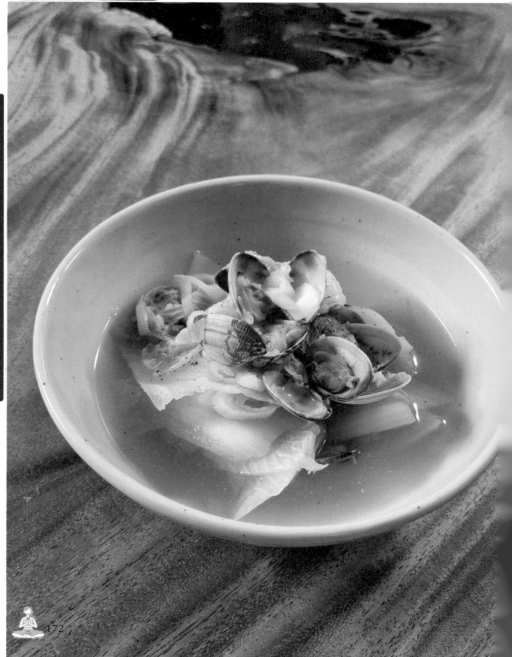

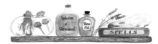

바지락 배춧국

● 준비할 재료 ●

알배추 150g, 바지락 25개정도, 멸치, 다시마육수 1L, 대파 1대
[양념재료] 소금 1티스푼, 후춧가루 약간, 포도씨유

● 조리순서Steps ●

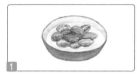

1

해감한 바지락은 멸치다시마 육수가 차가울 때부터 넣어준다. 육수가 따로 없다면 그냥 물도 상관없다.

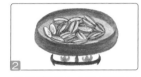

2

보글보글 육수가 끓으면서 조개가 입을 벌리면, 오래 끓이지 마시고 조개를 건지고 국물의 불순물은 버려준다.

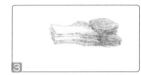

3

배추는 먹기 좋은 크기로 잘라준다.

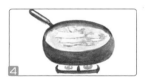

4

냄비에 포도씨유를 1티스푼 정도 두른 후 배추의 줄기부분부터 볶다가 줄기가 익어가면 잎파리부분을 넣고 볶아준다.

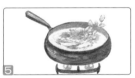

5

여기에 바지락 육수를 넣고 육수가 끓어 배추가 익었다 싶으면 건져놓은 바지락을 넣어준다.

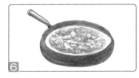

6

대파와 후춧가루를 넣은 뒤 한소끔 끓여주시면 시원한 바지락배춧국이 완성된다.

Tips 국물이 필요할 때 먹으면 제맛이다.

173

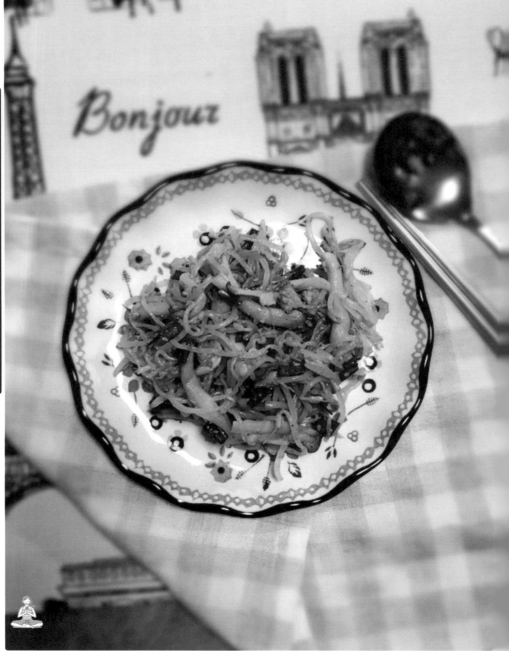

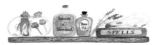

숙주느타리버섯무침

●준비할 재료●

숙주 2줌, 느타리버섯 1줌
[양념재료] 소고기다시다 1/2티스푼, 소금 1티스푼, 파 약간, 후추 약간, 통깨 약간, 참기름 약간

●조리순서Steps●

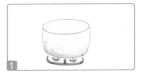

① 물을 끓인다.

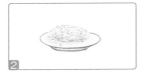

② 굵은 소금 조금 넣고 숙주를 데친다. 찬물에 깨끗이 씻어 꼭 짠다.

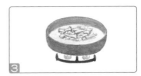

③ 느타리버섯도 데친다. 찬물에 헹궈 꼭 짠다.

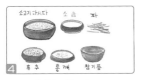

④ 모든 양념을 넣는다.

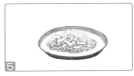

⑤ 기호에 맞게 모자라는 간은 소금으로 하고 조물조물 무친다.
접시에 담아낸다.

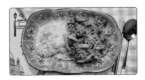

덮밥을 해서 먹어도 간편하다.

Tips 아삭거리는 숙주와 느타리의 만남이 환상적이다.

175

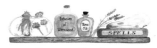

토마토 달걀국

(1인분 40kcal/지질 1.4g/염분 1.1g/식이섬유 1.1g/콜레스테롤 53mg)

●준비할 재료●

토마토 2개, 달걀 2개, 양파 1/2개, 국물용 멸치 약간, 다시마 조금

[양념재료] 소금 1/2큰술, 후추 약간, 마늘기름 1큰술

●조리순서Steps●

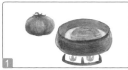

1 토마토는 열십자로 칼집을 내어 끓는 물에 1분 정도 데쳐준다.

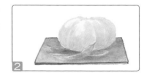

2 찬물에 빠르게 씻어 껍질을 벗겨준다.

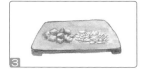

3 토마토를 깍둑썰기로 잘라주고 양파는 잘게 다져준다.

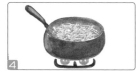

4 냄비에 토마토와 양파를 넣고 마늘 기름 한 큰 술을 넣어 센 불로 볶아준다.
달콤한 냄새가 올라오면 육수를 부어준다.

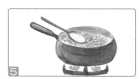

5 소금 1/2큰술을 넣어 간을 해주고 팔팔 끓으면 약불로 줄여 10분 정도 은근한 불로 끓여준다.

6 달걀 2개에 맛술 2큰술과 소금한 꼬집을 넣고 풀어준다.

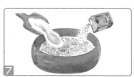

7 체에 받쳐 풀어 놓은 계란을 넣어준다.
마지막에 후추로 마무리하면 된다.

176

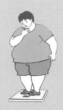

3주 안에 뱃살을 쏙 빼 볼까요?

어떻게 먹을까?

내장지방을 가장 빠르게 빼는 먹는 요령이 있다

 내장지방을 가장 빨리 빼려면 음식뿐만 아니라 먹는 법도 고집해야 한다. 평소와 같은 음식을 먹고 있어도 어떻게 섭취하느냐에 따라 줄어드는 방법이 달라진다.

탄수화물은 마지막으로 먹는다.

 탄수화물을 처음 먹으면 단번에 혈당이 올라가 내장지방과 직결된다. 혈당 상승을 완화하기 위해서는 **먼저 근채류 이외의 채소나 고기, 생선 등의 단백질부터 먹고, 그 15분 후에 근채류나 탄수화물을 먹는다.**

 15분 비움으로써 위 안에서 탄수화물과 그 이외의 음식이 서로 섞이는 것을 방지한다. 그러기 위해서라도 식사는 천천히 먹는 것이 좋다. 아무

래도 밥과 반찬을 함께 먹고 싶은 사람은 식사 전에 견과류나 다시마 등 당질이 적은 간식을 먹어두면 혈당이 급상승을 막아줄 수가 있다.

20분 이상 걸려서 먹는다

1회 식사를 10분 이내에 끝내 버리는 사람은 빨리 먹는 버릇이 있다. **1회 식사시간 기준은 20분 이상이다. 한 입 넣으면 30번 이상 씹어서 천천히 먹는 것이 이상적이다. 세는 것이 귀찮은 사람은 한 입 먹을 때마다 젓가락을 놓아 보자. 이것만으로 씹는 횟수가 자연스럽게 늘어난다.** 시간을 들여 먹는 것으로, 뇌내 물질 히스타민이 분비한다. 히스타민은 내장 지방의 분해를 촉진하거나 포만감을 느끼기 쉽게 하는 기능이 있다.

배부르게 보다 약간 부족하게 먹는다

배가 부를 때까지 먹는 사람은 **식사 20분 전에 물 2컵(400ml)을 마시도록 한다. 위가 부풀고 포만감이 빨리 찾아온다.** 게다가 물에 레몬즙을 넣으면 레몬 향이 식욕을 억제하기 때문에 추천한다. 레몬에 들어있는 구연산은 대사를 높여 내장지방을 태워준다.

179

밤 10시 이후에는 당질을 피한다

밤 10시 이후에는 먹은 음식에 포함된 당질이 지방으로 축적되기 쉬운 시간대이다. 따라서 밤에는 밥이나 빵 등 탄수화물을 삼가고 반찬이나 국 위주의 식사를 한다. 반대로 **당이 지방으로 변하기 어려운 때는 아침 10시~16시 사이이다.**

일의 사정으로 저녁 식사가 아무래도 늦어지는 사람은 한 끼분을 두 번으로 나누는 분식을 한다. 저녁 무렵까지 탄수화물을 먹고 밤 10시 이후에는 단백질이나 야채만으로 식사를 해보는 것도 좋은 방법이다.

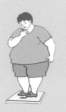

3주 안에 뱃살을 쏙 빼 볼까요?

생활습관을 어떻게 바꿀까?

뱃살을 가장 빠르게 빼는 생활습관이 있다

내장지방을 가장 빠르게 빼려면 식생활뿐만 아니라 생활습관 개선도 필수이다. 내장 지방을 줄이는 먹는 방법과 함께 생활 습관도 재검토하여 배 주위를 상쾌하게 한다.

출근이나 집안일로 에너지 소비 향상된다

내장지방이 많은 사람일수록 몸을 움직이지 않고 생활하고 있다. 칼로리 소비를 늘리기 위해서는 통근이나 가사로 효율적으로 몸을 움직이는 것이 중요하다. 내장 지방을 줄이기 위해 일상생활에서 할 수 있는 일은 많이 있다.

자세가 나쁘다
→앉을 때는 등받이에 기대지 않고 자세를 좋게 한다.

에스컬레이터나 엘리베이터를 사용하고 있다
→가능한 한 계단을 사용한다.

전철이나 차로 이동한다
→한 정거장 정도면 산책이라고 생각하고 걷는다.

천천히 걷는다
→리듬있게 성큼성큼 큰걸음으로 걷는다.

청소나 집안 일을 천천히 하는 타입이다
→빠르게 청소를 한다.

하나하나의 동작으로 소비되는 칼로리는 적지만, 이것들을 매일 습관으로 만들면 큰 에너지 소비가 되어 내장지방 연소에 효과적이다.

운동을 싫어하는 사람은 무리하게 운동을 하지 않아도 좋다

내장지방을 줄이기 위해 운동을 시작해야겠다고 생각해도 운동을 못하는 사람들이 많다. 그것이 스트레스가 원인이 되어 폭음 폭식을 초래하거나, 운동한 보상으로 디저트를 먹어 버리거나 하면 안하는 것이 좋다. 운동을 싫어하는 사람은 무리하게 운동하지 말고 내장지방을 가장 빠르게 빼는 음식을 섭취하거나 일상생활에서 자주 움직여 내장지방을 줄인다.

수면의 질을 높여 대사 향상시켜야 한다

내장지방을 가장 빠르게 줄이려면 매일 7시간 자는 것이 이상적이다. 왜냐하면 수면 중 지방대사가 이루어지기 때문이다. 수면은 시간뿐만 아니라 질에도 집착함으로써 대사 향상으로 이어진다.

수면의 질을 높이는 방법은?

자기 직전까지 스마트폰을 보지 않는다.

침실은 가능한 한 캄캄하게 한다.
잠들기 힘든 기온의 날에는 에어컨으로 실온을 조절한다.
편안한 수면 자세를 유지할 수 있는 침구를 사용하다.
자기 전 음식이나 음주, 카페인은 삼간다.

등을 습관으로 한다. 그 밖에도 수면시간을 충분히 확보하지 못하는 사람은 낮잠을 잔다, 아침 통근열차에서 자는 등 다른 시간으로 수면을 보충하는 것도 효과적이다. 다만 15시 이후 낮잠이나 저녁 이후 귀가하는 전철에서 자는 것은 밤 수면의 질을 떨어뜨리는 원인이 된다.

입꼬리를 들어 식욕을 완화시킨다

스트레스 때문에 단 것을 먹고 싶을 때는 입 꼬리를 들어 보자. **스트레스를 느낄 때는 정신을 안정시키는 세로토닌이 부족하다. 그렇기 때문에 뇌는 세로토닌 분비를 돕는 단 것을 갖고 싶어진다. 그 타이밍에 입 꼬리를 들면, 뇌가 즐겁다 라고 착각해 세로토닌이 분비가 된다.** 입 꼬리를 올리고 빙긋이 함으로써 스트레스에서 해방되고 단 것을 먹고 싶은 욕구가 가라앉다. 결과적으로 내장지방을 막을 수 있는 방법이다.

뱃살을 줄이기 위해서는 일단 식사를 혈당치 상승을 완화하는 음식이나 과식을 줄이는 등의 방법이 필요하다. 식사 이외에도 단시간에 내장지방을 줄이기 위해 칼로리 소비를 늘리는 것도 중요하다. 가급적 몸을 움직이도록 의식하거나 수면의 질을 향상 시키도록 해야 한다. 내장지방은 피하지방에 비해 줄이기 쉬운 지방이다. 내장지방을 가장 빠르게 빼는 음식을 섭취하고 생활습관을 바꾸면 3주 안에 배 주위가 상쾌해질 것이다.

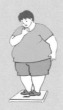

3주 안에 뱃살을 쏙 빼 볼까요?

어떤 운동을 할까?

매일 유산소 운동 꾸준히 하기

매일 유산소 운동을 꾸준히 하는 것이 윗 뱃살을 빠르게 빼는 방법이다. 매일 30분 이상의 땀이 날 정도로 유산소 운동을 꾸준히 해준다.

유산소 운동은 빠르게 걷기, 조깅, 달리기, 수영, 자전거 타기 등 본인에게 맞는 운동을 하는 것이 좋다. 헬스장에서 할 수 있고 집에서 홈트레이닝으로 할 수 있는 유산소 운동을 꾸준히 해준다.

인터벌 트레이닝

인터벌 트레이닝을 하면 짧은 시간에 윗 뱃살을 더 많이 빼는데 효과적이다. 인터벌 트레이닝은 고강도 전신 운동이고 윗 뱃살을 빼주고 기초 체력을 기르는데 도움이 되는 운동이다.

윗 뱃살이 나와서 걱정이라면 인터벌 트레이닝 운동을 꾸준히 해주면 좋다.

187

뱃살 박살 운동 **니푸시업**

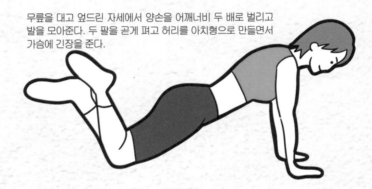

무릎을 대고 엎드린 자세에서 양손을 어깨너비 두 배로 벌리고
발을 모아준다. 두 팔을 곧게 펴고 허리를 아치형으로 만들면서
가슴에 긴장을 준다.

팔꿈치가 90도가 되도록 몸을 내린다.
겨드랑이에 힘을 주고 가슴을 모아주는 느낌으로
팔꿈치를 밀어주면서 몸을 위로 올린다.

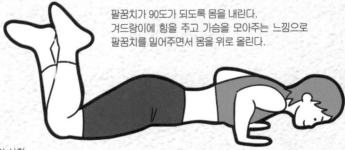

주의 사항
어깨너비보다 좀 더 넓게 손을 짚고 팔꿈치가 바깥 방향을 향하도록 내려간다.
반복적으로 10회 3세트를 한다.

운동팁
어깨너비보다 약간 좁게 실시하면 상완삼두근의 발달에 효과적일 뿐 아니라 가슴
근육에 다른 자극을 줄 수 있다.

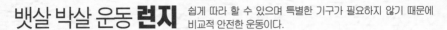

뱃살 박살 운동 **런지**

쉽게 따라 할 수 있으며 특별한 기구가 필요하지 않기 때문에 비교적 안전한 운동이다.

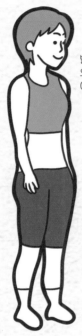

발을 골반 너비만큼 벌리고 선다. 어깨의 긴장을 풀고 어깨뼈가 골반 방향으로 편하게 늘어질 수 있도록 한다. 척추를 곧게 세우고 배에 힘을 주어서 이 자세를 유지한다.

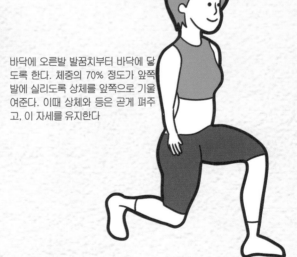

바닥에 오른발 발꿈치부터 바닥에 닿도록 한다. 체중의 70% 정도가 앞쪽 발에 실리도록 상체를 앞쪽으로 기울여준다. 이때 상체와 등은 곧게 펴주고, 이 자세를 유지한다

상체와 등을 곧게 유지하면서 오른쪽 허벅지가 바닥과 평행을 이룰 때까지 상체를 앞으로 이동한다.

189

3주만에 뱃살을 쏙 빼 볼까요?

어떤 운동을 할까? 뱃살박살 운동

뱃살 박살 운동 브릿지

엉덩이 근육을 발달시켜 힙업에 효과적인 동작이다. 등 근육 발달에도 도움이 된다.

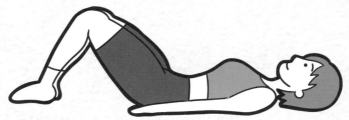

천장을 바라보고 누운 상태에서 양팔은 펴서 손바닥을 바닥에 대고 무릎은
세워 A자가 되도록 한다.

숨을 내쉬면서 골반을 위로 들어 올린다. 엉덩이에 긴장감 느끼면서
1~2초간 정지 자세를 취한다.

숨을 들이마시면서 골반을 바닥에 내린다. 동작을 3~5회 반복 10회 한다.

운동팁
다리의 힘이 아니라 엉덩이의 힘으로 올린다는 느낌으로 실시한다.
동작 시 엉덩이의 지속적인 자극(수축과 이완)을 느끼도록 집중한다.

190

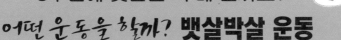

3주만에 뱃살을 쏙 빼 볼까요?

어떤 운동을 할까? **뱃살박살 운동**

뱃살 박살 운동 **브이업**

짧은 시간 안에 상복부와 하복부를 동시에 발달시키기에 효과적인 운동이다.
뱃살 빼는데 꼭 필요한 운동으로 복부 전체 운동이다

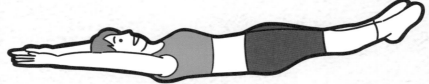

바닥에 바르게 누운 후 팔을 머리 위로 뻗는다.
팔을 앞으로 들어 올리며 가슴 상체와 다리를 들어 올린다.

등이 바닥과 45도에서 60도 정도로 유지한 후 다시 돌아온다.

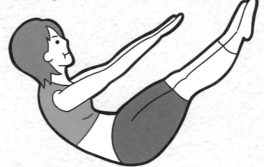

반복적으로 10회 3세트를 해준다.

운동팁
상체를 올리는 동작에서 호흡을 내쉬며 근육을 짜는 듯한 느낌을 느껴야 한다.

191

3주만에 뱃살을 쏙 빼 볼까요?

어떤 운동을 할까? 뱃살박살 운동

뱃살 박살 운동 **스쿼트**

배 근육과 허벅지 근력 강화, 등 근육이다.

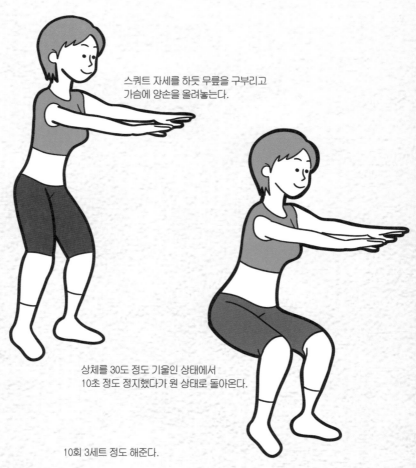

스쿼트 자세를 하듯 무릎을 구부리고
가슴에 양손을 올려놓는다.

상체를 30도 정도 기울인 상태에서
10초 정도 정지했다가 원 상태로 돌아온다.

10회 3세트 정도 해준다.

192

3주만에 뱃살을 쏙 빼 볼까요?

어떤 운동을 할까? 뱃살박살 운동

뱃살 박살 운동 에어바이크

바닥에 등을 대고 누워 양손으로 가볍게 머리를 감싸준다.

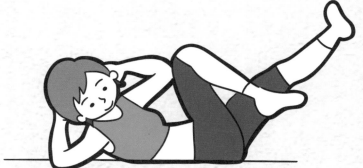

오른쪽 상체를 비틀어 들어올림과 동시에 왼쪽 무릎을 당겨 올려준다.

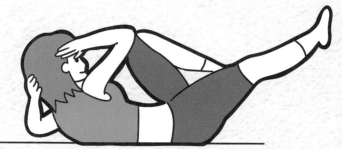

들어올린 오른쪽 상체와 왼쪽 무릎을 내리고, 왼쪽 상체를 비틀어 올리면서 오른쪽 무릎을 당겨 올린다.

3주만에 뱃살을 쏙 빼 볼까요?

어떤 운동을 할까? 뱃살박살 운동

뱃살 박살 운동 크런치

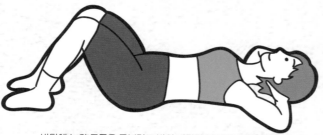

바닥에 누워 무릎을 구부리고 발이 바닥과 떨어지지 않도록 한다.

양손을 귀에 대고 복부에 힘을 주면서 고개를 살짝 든다.

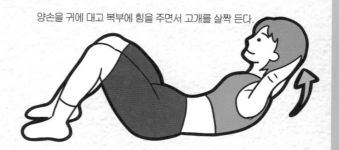

어깨가 바닥에서 약 10cm 떨어지도록 등을 둥글게 구부리면서 상복부를 수축한다. 상복부의 긴장을 느끼면서 천천히 몸통을 바닥으로 눕힌다. 이때 머리가 완전히 바닥에 닿지 않도록 한다.

194

어떤 운동을 할까? **뱃살박살 운동**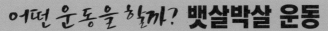

뱃살 박살 운동 **플랭크**

플랭크는 복근뿐만 아니라 몸 다른 부분 운동도 된다.

팔꿈치와 손을 바닥에 댄다.
이때, 어깨와 팔꿈치가 일직선 상태여야 한다.
그리고 팔뚝과 손목도 팔꿈치와 일직선 상태여야 한다.
팔은 직각 상태여야 한다.

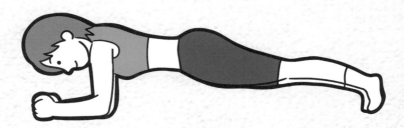

발끝을 바닥에 대고 몸을 바닥에서 들어 올린다. 이때 등과 다리는 직선 형
태여야 한다. 턱을 목 가까이로 당기 되 힘이 들어가서는 안된다.

20~30초 동안 이 자세를 유지한다.(이 자세를 유지하는 시간은 체력에 따라 조정하면 된다)

195

● 더 알고 싶다 ! 뱃살 ●

 체지방(뱃살) 체크리스트

다음 항목 중 본인에게 해당되는 항목에 ∨로 체크해보자.

☐ 흡연과 술을 즐기는 편이다.

☐ 단 음식과 육류 등을 선호하는 편이다.

☐ 외식을 자주 즐기는 편이다.

☐ 간식 또는 야식을 자주 찾는 편이다.

☐ 어떤 음식이건 포만감을 느낄 때까지 먹는 편이다.

☐ 장시간 앉아 있거나 자세가 좋지 못한 편이다.

☐ 허리가 90㎝ 이상이다.

☐ 배가 불룩하게 솟아있다.

☐ 같은 일을 해도 쉽게 피로해지는 편이다.

☐ 손가락으로 배의 살갗을 집어 올릴 때 두꺼워 잘 집히지 않는다. ☐ 소화가 잘 되지 않는 편이다.

☐ 심한 스트레스나 어떤 일이 막혀 우울한 기분을 자주 느끼는 편이다.

☐ 지인 집을 방문할 때 귀찮아서 자가용이나 택시를 이용하는 편이다.

☐ 잠자리에서 발기부전 등으로 인해 부부관계가 순탄하지 않다.

체크한 항목들이 많으면 내장비만일 가능성이 있다.

Chapter 06

3주 안에 뱃살을 줄인다!

3주 안에 뱃살을 줄이는 다른 방법

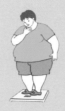

3주 안에 뱃살을 줄인다!

빨리 뱃살을 빼고 싶을 때
하는 방법

뱃살의 유형을 보면 두 가지가 있다. 첫째 배의 위쪽이 볼록한 경우와 둘째 배의 아래쪽이 볼록한 경우이다. 하지만 이 두 가지 모두 똑같은 원인에서 비롯된 것은 아니며 각기 다른 원인들일 수도 있다. 다시 말해 위쪽 뱃살과 아래쪽 뱃살은 각기 다르게 봐야한다. 결론적으로 그에 대한 대처방법도 각각 다르다.

뱃살을 빼기 위한 방법으로 무조건 뛰는 것이 좋다는 것은 오로지 신체를 혹사시키는 꼴만 연출될 뿐이다. 즉 뱃살 빼기를 경험한 사람들의 공통적인 견해를 들어보면 죽어라 뛰면서 땀을 뻘뻘 흘리지만 생각만큼 뱃살이 빠지지 않는다는 것이다. 이에 대한 전문가들의 견해는 탄수화물의 섭취를 줄이고 저지방 식품으로 배를 채워줌과 동시에 가벼운 유산소 운동을 곁들이는 것이 뱃살다이어트에 효과적이라고 한다. 만약 가벼운 유산소 운동 대신 강도 높은 유산소 운동이 뱃살다이어트에 훨씬 좋을 것이라는 막연한 인식은 오히려 신체적 무리만 가져올 뿐이다.

물론 운동이나 식단요법을 제외한 물리적인 방법으로 지방흡입수술이 존재하고 있다. 하지만 이런 물리적인 수술방법은 부작용을 초래할 수 있기 때문에 신중하게 접근해야만 한다. 또한 한때 TV광고를 통해 다이어트 보정용 옷들이 등장하면서 눈길을 끈 적도 있다. 만약 급하게 뱃살 다이어트가 필요하다면 한번쯤 사용해보는 것도 괜찮지만 효과는 그다지 크지 않다. 그리고 이 보정용 옷은 복부를 너무 죄여주기 때문에 호흡 곤란이 나타날 수도 있다는 후기들도 있다.

빨리 뱃살을 빼는 싶을 때 하는 방법은?

쉽고 빠르게 뱃살 빼는 법이 있다. 뱃살이 나오면 외모에 나쁜 영향을 주고 내장 지방이 많이 쌓여 건강에도 좋지 않다. 우선 몇 가지 생활 습관의 변화를 주어보자.

식이 섬유가 풍부한 음식 많이 먹기

뱃살을 빼는 동안 음식 섭취량이 부족해서 변비에 걸리기 쉽다. 변비를 해결하기 위해서는 식이 섬유가 풍부한 음식을 꼭 먹어야 한다. 변비를 해결하는데 좋은 식이 섬유가 풍부한 음식은 여자 뱃살까지 빼주기도 한다.

 신진 대사를 올려주고 장 건강을 개선해주는 식이 섬유 음식
을 식단에 더 많이 추가해 주는 것이 좋다.

폴리페놀 함량이 높은 음식을 먹기

폴리페놀 함량이 높은 음식을 먹으면 내장 지방을 제거하는데 도움이
되고 뱃살을 뺄 수 있다.

 폴리페놀 함량이 높은 음식은 몸의 염증 수치를 낮춰주고 건강
을 개선하는데 도움이 되기도 한다. 항산화 성분이 풍부한 폴
리페놀 함량이 많은 음식으로 블루베리, 녹차, 홍차 등이 있다.

7시간 이상 잠을 충분히 자기

7시간 이상 잠을 충분히 자는 것이 뱃살 빼는 방법이기도 하다. 뱃살을
빼고 싶으면 최소 7시간 이상은 자야 한다.

잠이 부족하게 되면 스트레스 호르몬인 분비되어 식욕이 증가해서 음식 섭취량이 많아질 수 있다. 뱃살을 빼고 싶으면 하루에 최소 7시간에서 8시간의 수면이 필요한 이유이다.

스트레스 받지 않게 관리하기

스트레스를 받을수록 먹는 것으로 해결하는 경우가 있다. 스트레스가 쌓이면 식욕이 증가할 수 있기 때문이다.

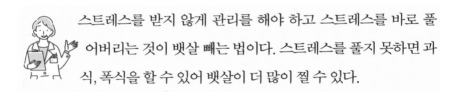 스트레스를 받지 않게 관리를 해야 하고 스트레스를 바로 풀어버리는 것이 뱃살 빼는 법이다. 스트레스를 풀지 못하면 과식, 폭식을 할 수 있어 뱃살이 더 많이 찔 수 있다.

정제 탄수화물을 먹지 않기

뱃살을 빼고 싶으면 정제 탄수화물을 먹으면 안된다. 정제 탄수화물은 설탕, 액상 과당, 조미료 등이 있다.

정제 탄수화물을 먹으면 중성 지방 수치가 올라가고 뱃살이 많이 나올 수 있다. 탄산 음료, 과일 주스, 아이스크림, 과자 등과 같은 정제 탄수화물 음식을 먹지 않아야 한다.

단백질 음식을 많이 먹기

여자 뱃살을 빼기 위해 탄수화물 섭취를 줄이고 단백질 섭취를 늘려야 한다. 단백질 섭취가 부족할수록 다이어트 하는 동안 근육을 에너지로 사용하게 되어 근육량이 줄어들 수 있다.

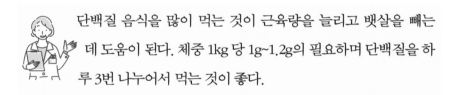 단백질 음식을 많이 먹는 것이 근육량을 늘리고 뱃살을 빼는 데 도움이 된다. 체중 1kg 당 1g~1.2g의 필요하며 단백질을 하루 3번 나누어서 먹는 것이 좋다.

물을 많이 마시도록 노력하기

물을 많이 마시는 것이 여자 뱃살 빼는데 도움이 된다. 물을 마시면 신진 대사가 활발해져 몸 안의 독소를 배출하는데 효과적이다.

하루에 8잔 이상의 1.5리터 정도 물을 마시는 것이 좋다. 물을 수시로 마시면서 몸 안의 독소를 배출하고 포만감이 들어서 음식을 적게 먹을 수 있다.

아침 식사를 거르지 않기

뱃살을 빼기 위해서는 아침 식사를 거르면 안된다. 아침 식사를 먹는 것이 인슐린 수치를 일정하게 유지해줘서 뱃살을 빼는데 도움이 된다.

단백질, 식이 섬유, 불포화 지방산이 풍부한 음식으로 아침 식사를 하는 것이 좋다. 몸에 좋은 음식으로 아침 식사를 하면 하루 종일 포만감을 유지해주고 음식 섭취량을 줄여줘서 뱃살을 빼는데 효과적이다.

저녁 7시 이후부터 음식 섭취 하지 않기

저녁 7시 이후부터 음식 섭취를 하지 않는 것이 뱃살 빼는 법이다. 뱃살을 빼고 싶으면 저녁 7시부터 다음날 아침 7시까지 최대 12시간 이상의 공복을 유지하는 것이 좋다.

12시간 이상 공복을 유지하면 우리의 몸에서는 뱃살을 태우기 시작한다. 뱃살을 빼기 위해서 가급적 물외에 어떤 음식도 저녁 7시 이후로 먹지 않는 것이 좋다.

유산소 운동을 더 많이 하기

뱃살을 빼기 위해서는 유산소 운동을 더 많이 하는 것이 좋다. 유산소 운동을 하면 칼로리를 빨리 태워서 뱃살뿐만 아니라 다른 부위의 살까지 모두 빼준다.

유산소 운동을 할 때 땀을 흠뻑 흘릴 정도의 강도로 해야 한다. 운동 부상의 위험 없이 스트레칭을 충분히 하는 것이 좋다.

하루 만보 걷도록 노력하기

하루에 만보를 걷는 것이 뱃살 빼는 법이다. 다이어트 식단을 하면서 하루에 만보를 걸으면 내장 지방을 태우고 뱃살을 뺄 수 있다.

만보계를 사용하여 하루에 몇 보를 걸었는지 쉽게 알 수 있다. 엘리베

이터 대신 계단을 이용하고 출퇴근 할 때 한 정거장 먼저 내려서 걸으면 만보를 채우는데 도움이 된다.

최대한 땀이 날정도로 빠르게 걷기

뱃살을 빼고 싶으면 걷기를 할 때 땀이 날 정도로 빨리 걸어야 한다. 산책하듯이 천천히 걸으면 뱃살이 쉽게 빠지지 않는다.

뱃살을 빼기 위해서는 심박수를 올리면서 최대한 빨리 걸어야 한다. 땀이 날 정도로 빨리 걸어야 체지방을 태워서 여자 뱃살을 뺄 수 있다.

고강도 인터벌 트레이닝 운동하기

공원에서 산책하듯이 걷기만으로 뱃살을 뺄 수가 없다. 뱃살 빼는 법은 고강도 인터벌 트레이닝 운동을 하는 것이다.

1분 정도 강도 높게 전력으로 뛰고 난 뒤에 2분 정도 빠르게 걷기를 하는 것이다. 이 동작을 5회 정도 반복하면 여자 뱃살이 쉽게 빠질 수 있다.

잘못된 생활 습관, 운동 부족, 과식, 폭식, 음주 등으로 윗 뱃살이 나올 수 있다. 윗 뱃살이 있으면 내장 지방이 많다는 증거이고 건강에 여러가지 좋지 않은 원인이 될 수 있다. 윗 뱃살이 85cm 이상이라면 내장 지방이 많다는 증거이고 건강을 개선하기 위해서라도 윗 뱃살을 빼야 한다.

● 더 알고 싶대 뱃살 ●

인터벌트레이닝[interval training]

높은 강도의 운동 사이에 불완전 휴식을 넣어 일련의 운동을 반복하는 신체 훈련 방법이다. 인터벌연습법, 구간훈련이라고도 한다. 육상경기, 수영경기의 중, 장거리 연습에 쓰이는 트레이닝법이다. 운동 중간에 가벼운 운동을 하면서 불완전한 휴식을 취하거나 몸의 피로가 충분히 회복되기 전에 다시 운동을 실시하여 운동의 지속능력을 높이고자 하는 훈련 방법을 말한다. 이전의 장거리 연습은 야외를 일정한 속도로 천천히 달리는 것만으로 내구력을 붙이는 데에 그쳤으나, 스피드화 된 오늘날 경기에서는 그와 같은 연습법은 소용이 없게 되었다. 운동하는 거리와 시간, 휴식시간, 운동의 반복횟수 등을 조절함으로써 스피드, 근지구력, 심폐지구력 등 다양한 체력향상 프로그램으로 설계될 수 있는 융통성 있는 방법이다. 1930년대에 고안된 훈련 방법으로 육상경기의 장거리달리기 선수들이 맨 처음 사용하였다. 육상과 수영 선수들의 훈련에 널리 채택되고 있다.

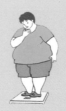

일주일 안에 윗 뱃살 빼기 방법은?

윗 뱃살을 빼보자!

탄수화물 음식 적게 먹기

윗 뱃살을 빼고 싶으면 탄수화물 음식을 적게 먹는 것이 좋다. 한국인의 식사는 대부분 탄수화물 위주로 구성이 되어 있어 단백질, 지방 섭취가 부족하다.

밥을 약 1/3 정도만 적게 먹어도 윗 뱃살을 빼는데 도움이 된다. 부족한 음식은 단백질, 지방으로 채우는 것이 포만감을 높이면서 식욕을 줄일 수 있다.

저녁 6시부터 공복 상태 유지하기

저녁 6시부터 다음날 아침 6시까지 최대 12시간 공복 상태를 유지하는 것이 윗 뱃살을 빠르게 빼는 법이다. 저녁 식사를 가급적 일찍 먹고 저녁

6시부터 물 외의 음식 섭취를 제한하는 것이 윗 뱃살을 뺄 수 있다.

저녁부터 최대 12시간 공복을 유지하면 신진 대사가 빨라지고 지방 연소를 잘 되게 해서 윗 뱃살을 빼는데 도움이 된다.

물을 자주 마시기

윗 뱃살을 빠르게 빼고 싶으면 물을 자주 마시는 것이 중요하다. 물은 신진 대사를 올려주고 식욕을 줄여줘서 음식 섭취를 적게 해주는 효과가 있다.

물을 마시면 몸 안에 수분을 보충해주고 노폐물을 배출해줘서 윗 뱃살을 빼준다.

당분 많은 과일 적게 먹기

당분 많은 과일을 적게 먹는 것이 윗 뱃살 빼는 법이다. 대부분의 과일은 비타민, 미네랄, 항산화 성분이 풍부해서 건강에 좋을 수 있지만 당분이 많은 과일은 칼로리가 높아 윗 뱃살이 나오게 할 수 있다.

혈당을 빨리 올리게 하는 당분 많은 과일은 다이어트나 당뇨병에 좋지 않다.

말린 생강을 차로 마시기

말린 생강을 차로 마시면 몸을 따뜻하게 해주고 윗 뱃살을 빠르게 빼주는데 도움이 된다. 말린 생강차는 소화기 기능을 좋게 해주고 복부에 가스가 차지 않게 해주며 윗 뱃살이 나오지 않게 해준다.

말린 생강을 따뜻하게 차로 우려내서 마시고 설탕이나 꿀을 넣으면 안된다.

단백질 음식 더 많이 먹기

윗 뱃살 빼는 법은 단백질 음식을 더 많이 먹는 것이다. 윗 뱃살을 빼는 동안 근육량이 줄어들 수 있기 때문에 단백질 음식을 먹으면서 근육량이 줄어들지 않게 해야 한다.

체중 1kg에 약 1.8~2g의 단백질 음식을 먹는 노력이 필요한다.

지중해 다이어트 시작하기

지중해 다이어트를 하는 것이 윗 뱃살 빼는데 도움이 될 수 있다. 지중해 다이어트는 육류 섭취를 최소화 하고 엑스트라 버진 올리브 오일과 해산물로 식단을 짜는 방법이다.

지중해 다이어트는 건강에 좋은 불포화 지방산, 단백질, 해산물을 먹기 때문에 포만감이 높고 식욕을 줄여줘서 윗 뱃살을 빠르게 빼준다.

금주를 바로 시작하기

금주를 바로 시작하는 것이 윗 뱃살 빼는 법이다. 술을 자주 마시면 몸에서 지방을 빠르게 축적하게 바뀔 수 있다.

술은 살을 빼는데 도움을 주는 호르몬 생성을 막아서 윗 뱃살을 더 많이 나오게 하고 내장 지방을 증가하게 한다. 윗 뱃살을 빼고 싶으면 금주를 바로 시작하고 안주도 먹지 않는 것이 좋다.

잠을 7시간 이상 충분히 자기

윗 뱃살을 단기간에 빼고 싶으면 잠을 7시간 이상 충분히 자야 한다. 잠을 7시간 이하로 부족하게 자게 되면 스트레스 호르몬이 분비가 되어 식욕을 조절하는 것이 어렵게 된다.

잠을 못 잘수록 스트레스 호르몬이 생겨 식욕이 증가하여 더 많은 음식을 먹을 수 있다. 하루에 7시간 이상 잠을 푹 자는 것이 신진 대사를 올려주고 피로를 풀어주며 윗 뱃살을 빼주는데 도움이 된다.